U0941731

全国科学技术名词审定委员会

公　布

血液学名词

CHINESE TERMS IN HEMATOLOGY

2022

医学名词审定委员会

血液学名词审定分委员会

国家自然科学基金资助项目

科　学　出　版　社

北　京

内 容 简 介

本书是全国科学技术名词审定委员会审定公布的血液学基本名词，内容包括：总论、基础、症状与体征、常用检查、红细胞系统疾病、白细胞数量及功能异常性疾病、髓系肿瘤、淋系肿瘤、出血与血栓性疾病、特殊治疗共 10 部分，共 1147 条。这些名词是科研、教学、生产、经营及新闻出版等部门应遵照使用的血液学规范名词。

图书在版编目(CIP)数据

血液学名词 / 医学名词审定委员会，血液学名词审定分委员会审定. —北京：科学出版社，2022.3

ISBN 978-7-03-071768-9

Ⅰ. ①血… Ⅱ. ①医… ②血… Ⅲ. ①血液学–名词术语 Ⅳ. ①R331.1-61

中国版本图书馆 CIP 数据核字（2022）第 037230 号

责任编辑：张 晖 沈红芬 林佳盈 路 倩 杨 威 / 责任校对：张小霞

责任印制：李 彤 / 封面设计：吴霞暖

科学出版社 出版

北京东黄城根北街 16 号

邮政编码：100717

http://www.sciencep.com

北京中科印刷有限公司 印刷

科学出版社发行 各地新华书店经销

*

2022 年 3 月第 一 版 开本：787×1092 1/16

2022 年10月第二次印刷 印张：10 1/2

字数：240 000

定价：98.00 元

（如有印装质量问题，我社负责调换）

全国科学技术名词审定委员会
第七届委员会委员名单

第四届医学名词审定委员会委员名单

主　任：陈　竺

副主任：饶克勤　刘德培　贺福初　郑树森　王　宇　罗　玲

委　员　（以姓名笔画为序）：

于　欣　王　辰　王永明　王汝宽　李兆申　杨伟炎

沈　悌　张玉森　陈　杰　屈婉莹　胡仪吉　徐建国

曾正陪　照日格图　魏丽惠

秘书长：张玉森（兼）

血液学名词审定分委员会委员名单

主　任：王建祥

委　员（以姓名笔画为序）：

马　军　王　欣　王健民　王景文　方美云　付　蓉
冯　茹　任汉云　刘　利　刘　霆　刘启发　刘卓刚
李　剑　李　艳　李军民　杨林花　肖志坚　吴德沛
邱录贵　宋永平　张　曦　张凤奎　张连生　张晓辉
陈协群　金　洁　赵永强　侯　明　侯　健　徐开林
郭　涛　韩　冰　韩　悦　韩明哲

秘　书：杨仁池　宫本法

血液学名词编写委员会委员名单

主　编：杨仁池

副主编　（以姓名笔画为序）：

孙　琦　张　磊　易树华　郑国光　施　均　姜尔烈　魏　辉

委　员　（以姓名笔画为序）：

弓晓媛　王　玫　王丽娜　王晓静　王婷玉　王慧君　井丽萍　方力维　邓书会　付荣凤　吕　瑞　朱国庆　任彦松　刘　葳　刘　薇　刘晓帆　汝　昆　安　刚　李庆华　李承文　李慧媛　杨栋林　肖继刚　邹德慧　宋燕燕　张　莉　陈　欣　陈云飞　罗悦晨　庞爱明　赵　馨　赵佳炜　段浩清　宫本法　姚剑峰　徐长禄　郭　丹　黄　勇　黄文阳　黄金波　曹易耕　崔成华　隋伟薇　董　芳　路旭琳　裴晓磊　翟卫华　潘　虹　薛　峰

秘　书：宫本法　李增军

白春礼序

科技名词伴随科技发展而生，是概念的名称，承载着知识和信息。如果说语言是记录文明的符号，那么科技名词就是记录科技概念的符号，是科技知识得以传承的载体。我国古代科技成果的传承，即得益于此。《山海经》记录了山、川、陵、台及几十种矿物名；《尔雅》19篇中，有16篇解释名物词，可谓是我国最早的术语词典；《梦溪笔谈》第一次给“石油”命名并一直沿用至今；《农政全书》创造了大量农业、土壤及水利工程名词；《本草纲目》使用了数百种植物和矿物岩石名称。延传至今的古代科技术语，体现着圣哲们对科技概念定名的深入思考，在文化传承、科技交流的历史长河中做出了不可磨灭的贡献。

科技名词规范工作是一项基础性工作。我们知道，一个学科的概念体系是由若干个科技名词搭建起来的，所有学科概念体系整合起来，就构成了人类完整的科学知识架构。如果说概念体系构成了一个学科的“大厦”，那么科技名词就是其中的“砖瓦”。科技名词审定和公布，就是为了生产出标准、优质的“砖瓦”。

科技名词规范工作是一项需要重视的基础性工作。科技名词的审定就是依照一定的程序、原则、方法对科技名词进行规范化、标准化，在厘清概念的基础上恰当定名。其中，对概念的把握和厘清至关重要，因为如果概念不清晰、名称不规范，势必会影响科学研究工作的顺利开展，甚至会影响对事物的认知和决策。举个例子，我们在讨论科技成果转化问题时，经常会有“科技与经济‘两张皮’”“科技对经济发展贡献太少”等说法，尽管在通常的语境中，把科学和技术连在一起表述，但严格说起来，会导致在认知上没有厘清科学与技术之间的差异，而简单把技术研发和生产实际之间脱节的问题理解为科学研究与生产实际之间的脱节。一般认为，科学主要揭示自然的本质和内在规律，回答“是什么”和“为什么”的问题，技术以改造自然为目的，回答“做什么”和“怎么做”的问题。科学主要表现为知识形态，是创造知识的研究，技术则具有物化形态，是综合利用知识于需求的研究。科学、技术是不同类型的创新活动，有着不同的发展规律，体现不同的价值，需要形成对不同性质的研发活动进行分类支持、分类评价的科学管理体系。从这个角度来看，科技名词规范工作是一项必不可少的基础性工作。我非常同意老一辈专家叶笃正的观点，他认为：“科技名词规范化工作的作用比我们想象的还要大，是一项事关我国科技事业发展的基础设施建设工作！”

科技名词规范工作是一项需要长期坚持的基础性工作。我国科技名词规范工作已经有110年的历史。1909年清政府成立科学名词编订馆，1932年南京国民政府成立国立编译馆，是为了学习、引进、吸收西方科学技术，对译名和学术名词进行规范统一。中华人民共和国成立后，随即成立了“学术名词统一工作委员会”。1985年，为了更好地促进我国科学技术的发展，推动我国从科技弱国向科技大国迈进，国家成立了“全国自然科学名词审定委员会”，主要对自然科学领域的名词进行规范统一。1996年，国家批准将“全国自然科学名词审定委员会”改为“全国科学技术名词审定委员会”，是为了响应科教兴国战略，促进我国由科技大国向科技强国迈进，而将工作范围由自然科学技术领域扩展到工程技术、人文社会科学等领域。科学技术发展到今天，信息技术和互联网技术在不断突进，前沿科技在不断取得突破，新的科学领域在不断产生，新概念、新名词在不断涌现，科技名词规范工作仍然任重道远。

110年的科技名词规范工作，在推动我国科技发展的同时，也在促进我国科学文化的传承。科技名词承载着科学和文化，一个学科的名词，能够勾勒出学科的面貌、历史、现状和发展趋势。我们不断地对学科名词进行审定、公布、入库，形成规模并提供使用，从这个角度来看，这项工作又有几分盛世修典的意味，可谓“功在当代，利在千秋”。

在党和国家重视下，我们依靠数千位专家学者，已经审定公布了65个学科领域的近50万条科技名词，基本建成了科技名词体系，推动了科技名词规范化事业协调可持续发展。同时，在全国科学技术名词审定委员会的组织和推动下，海峡两岸科技名词的交流对照统一工作也取得了显著成果。两岸专家已在30多个学科领域开展了名词交流对照活动，出版了20多种两岸科学名词对照本和多部工具书，为两岸和平发展做出了贡献。

作为全国科学技术名词审定委员会现任主任委员，我要感谢历届委员会所付出的努力。同时，我也深感责任重大。

十九大的胜利召开具有划时代意义，标志着我们进入了新时代。新时代，创新成为引领发展的第一动力。习近平总书记在十九大报告中，从战略高度强调了创新，指出创新是建设现代化经济体系的战略支撑，创新处于国家发展全局的核心位置。在深入实施创新驱动发展战略中，科技名词规范工作是其基本组成部分，因为科技的交流与传播、知识的协同与管理、信息的传输与共享，都需要一个基于科学的、规范统一的科技名词体系和科技名词服务平台作为支撑。

我们要把握好新时代的战略定位，适应新时代新形势的要求，加强与科技的协同发展。一方面，要继续发扬科学民主、严谨求实的精神，保证审定公布成果的权威性和规范性。科技名词审定是一项既具规范性又有研究性，既具协调性又有长期性的综合性工作。在长期的科技名词审定工作实践中，全国科学技术名词审定委员会积累了丰富的经验，形成了一套完整的组织和审定流程。这一流程，有利于确立公布名词的权威性，有利于保证公布名词的规范性。但是，我们仍然要创新审定机制，高质高效地完成科技名词审定公布任务。另一方面，在做好科技名词审定公布工作的同时，我们要瞄准世界科技前沿，服务于前瞻性基础研究。习总书记在报告中特别提到“中国天眼”、“悟空号”暗物质粒子探测卫星、“墨子号”量子科学实验卫星、天宫二号和“蛟龙号”载人潜水器等重大科技成果，这些都是随着我国科技发展诞生的新概念、新名词，是科技名词规范工作需要关注的热点。围绕新时代中国特色社会主义发展的重大课题，服务于前瞻性基础研究、新的科学领域、新的科学理论体系，应该是新时代科技名词规范工作所关注的重点。

未来，我们要大力提升服务能力，为科技创新提供坚强有力的基础保障。全国科学技术名词审定委员会第七届委员会成立以来，在创新科学传播模式、推动成果转化应用等方面作了很多努力。例如，及时为 113 号、115 号、117 号、118 号元素确定中文名称，联合中国科学院、国家语言文字工作委员会召开四个新元素中文名称发布会，与媒体合作开展推广普及，引起社会关注。利用大数据统计、机器学习、自然语言处理等技术，开发面向全球华语圈的术语知识服务平台和基于用户实际需求的应用软件，受到使用者的好评。今后，全国科学技术名词审定委员会还要进一步加强战略前瞻，积极应对信息技术与经济社会交汇融合的趋势，探索知识服务、成果转化的新模式、新手段，从支撑创新发展战略的高度，提升服务能力，切实发挥科技名词规范工作的价值和作用。

使命呼唤担当，使命引领未来，新时代赋予我们新使命。全国科学技术名词审定委员会只有准确把握科技名词规范工作的战略定位，创新思路，扎实推进，才能在新时代有所作为。

是为序。

白春礼

2018 年春

路甬祥序

我国是一个人口众多、历史悠久的文明古国，自古以来就十分重视语言文字的统一，主张“书同文、车同轨”，把语言文字的统一作为民族团结、国家统一和强盛的重要基础和象征。我国古代科学技术十分发达，以四大发明为代表的古代文明，曾使我国居于世界之巅，成为世界科技发展史上的光辉篇章。而伴随科学技术产生、传播的科技名词，从古代起就已成为中华文化的重要组成部分，在促进国家科技进步、社会发展和维护国家统一方面发挥着重要作用。

我国的科技名词规范统一活动有着十分悠久的历史。古代科学著作记载的大量科技名词术语，标志着我国古代科技之发达及科技名词之活跃与丰富。然而，建立正式的名词审定组织机构则是在清朝末年。1909 年，我国成立了科学名词编订馆，专门从事科学名词的审定、规范工作。到了新中国成立之后，由于国家的高度重视，这项工作得以更加系统地、大规模地开展。1950 年政务院设立的学术名词统一工作委员会，以及 1985 年国务院批准成立的全国自然科学名词审定委员会（现更名为全国科学技术名词审定委员会，简称全国科技名词委），都是政府授权代表国家审定和公布规范科技名词的权威性机构和专业队伍。他们肩负着国家和民族赋予的光荣使命，秉承着振兴中华的神圣职责，为科技名词规范统一事业默默耕耘，为我国科学技术的发展做出了基础性的贡献。

规范和统一科技名词，不仅在消除社会上的名词混乱现象，保障民族语言的纯洁与健康发展等方面极为重要，而且在保障和促进科技进步，支撑学科发展方面也具有重要意义。一个学科的名词术语的准确定名及推广，对这个学科的建立与发展极为重要。任何一门科学（或学科），都必须有自己的一套系统完善的名词来支撑，否则这门学科就立不起来，就不能成为独立的学科。郭沫若先生曾将科技名词的规范与统一称为“乃是一个独立自主国家在学术工作上所必须具备的条件，也是实现学术中国化的最起码的条件”，精辟地指出了这项基础性、支撑性工作的本质。

在长期的社会实践中，人们认识到科技名词的规范和统一工作对于一个国家的科技发展和文化传承非常重要，是实现科技现代化的一项支撑性的系统工程。没有这样一个系统的规范化的支撑条件，不仅现代科技的协调发展将遇到极大困难，而且在科技日益渗透人们生活各方面、各环节的今天，还将给教育、传播、交流、经贸等多方面带来困难和损害。

全国科技名词委自成立以来，已走过近 20 年的历程，前两任主任钱三强院士和卢嘉锡院士为我国的科技名词统一事业倾注了大量的心血和精力，在他们的正确领导和广大专家的共同努力下，取得了卓著的成就。2002 年，我接任此工作，时逢国家科技、经济飞速发展之际，因而倍感责任的重大；及至今日，全国科技名词委已组建了 60 个学科名词审定分委员会，公布了 50 多个学科的 63 种科技名词，在自然科学、工程技术与社会科学方面均取得了协调发展，科技名词蔚成体系。而且，海峡两岸科技名词对照统一工作也取得了可喜的成绩。对此，我实感欣慰。这些成就无不凝聚着专家学者们的心血与汗水，无不闪烁着专家学者们的集体智慧。历史将会永远铭刻着广大专家学者孜孜以求、精益求精的艰辛劳作和为祖国科技发展做出的奠基性贡献。宋健院士曾在 1990 年全国科技名词委的大会上说过：“历史将表明，这个委员会的工作将对中华民族的进步起到奠基性的推动作用。”这个预见性的评价是毫不为过的。

科技名词的规范和统一工作不仅仅是科技发展的基础，也是现代社会信息交流、教育和科学普及的基础，因此，它是一项具有广泛社会意义的建设工作。当今，我国的科学技术已取得突飞猛进的发展，许多学科领域已接近或达到国际前沿水平。与此同时，自然科学、工程技术与社会科学之间交叉融合的趋势越来越显著，科学技术迅速普及到了社会各个层面，科学技术同社会进步、经济发展已紧密地融为一体，并带动着各项事业的发展。所以，不仅科学技术发展本身产生的许多新概念、新名词需要规范和统一，而且由于科学技术的社会化，社会各领域也需要科技名词有一个更好的规范。另外，随着香港、澳门的回归，海峡两岸科技、文化、经贸交流不断扩大，祖国实现完全统一更加迫近，两岸科技名词对照统一任务也十分迫切。因而，我们的名词工作不仅对科技发展具有重要的价值和意义，而且在经济发展、社会进步、政治稳定、民族团结、国家统一和繁荣等方面都具有不可替代的特殊价值和意义。

最近，中央提出树立和落实科学发展观，这对科技名词工作提出了更高的要求。我们要按照科学发展观的要求，求真务实，开拓创新。科学发展观的本质与核心是以人为本，我们要建设一支优秀的名词工作队伍，既要保持和发扬老一辈科技名词工作者的优良传统，坚持真理、实事求是、甘于寂寞、淡泊名利，又要根据新形势的要求，面向未来、协调发展、与时俱进、锐意创新。此外，我们要充分利用网络等现代科技手段，使规范科技名词得到更好的传播和应用，为迅速提高全民文化素质做出更大贡献。科学发展观的基本要求是坚持以人为本，全面、协调、可持续发展，因此，科技名词工作既要紧密围绕当前国民经济建设形势，着重开展好科技领域的学科名词审定工作，同时又要在强调经济社会以及人与自然协调发展的思想指导下，开展好社会科学、文化教育和资源、生态、环境领域的科学名词审定工作，促进各个学科领域的相互融合和共同繁荣。科学发展观非常注重可持续发展的理念，因此，我们在不断丰富和发展已建立的科技名词体系的同时，还要进一步研究具有中国特色的术语学理论，以创建中国的术语学派。研究和建立中国特色的术语学理论，也是一种知识创新，是实现科技名词工作可持续发展的必由之路，我们应当为此付出更大的努力。

当前国际社会已处于以知识经济为走向的全球经济时代，科学技术发展的步伐将会越来越快。我国已加入世贸组织，我国的经济也正在迅速融入世界经济主流，因而国内外科技、文化、经贸的交流将越来越广泛和深入。可以预言，21 世纪中国的经济和中国的语言文字都将对国际社会产生空前的影响。因此，在今后 10 到 20 年之间，科技名词工作就变得更具现实意义，也更加迫切。“路漫漫其修远兮，吾将上下而求索”，我们应当在今后的工作中，进一步解放思想，务实创新、不断前进。不仅要及时地总结这些年来取得的工作经验，更要从本质上认识这项工作的内在规律，不断地开创科技名词统一工作新局面，做出我们这代人应当做出的历史性贡献。

2004 年深秋

卢嘉锡序

科技名词伴随科学技术而生，犹如人之诞生其名也随之产生一样。科技名词反映着科学研究的成果，带有时代的信息，铭刻着文化观念，是人类科学知识在语言中的结晶。作为科技交流和知识传播的载体，科技名词在科技发展和社会进步中起着重要作用。

在长期的社会实践中，人们认识到科技名词的统一和规范化是一个国家和民族发展科学技术的重要的基础性工作，是实现科技现代化的一项支撑性的系统工程。没有这样一个系统的规范化的支撑条件，科学技术的协调发展将遇到极大的困难。试想，假如在天文学领域没有关于各类天体的统一命名，那么，人们在浩瀚的宇宙当中，看到的只能是无序的混乱，很难找到科学的规律。如是，天文学就很难发展。其他学科也是这样。

古往今来，名词工作一直受到人们的重视。严济慈先生60多年前说过，“凡百工作，首重定名；每举其名，即知其事”。这句话反映了我国学术界长期以来对名词统一工作的认识和做法。古代的孔子曾说“名不正则言不顺”，指出了名实相副的必要性。荀子也曾说“名有固善，径易而不拂，谓之善名”，意为名有完善之名，平易好懂而不被人误解之名，可以说是好名。他的“正名篇”即是专门论述名词术语命名问题的。近代的严复则有“一名之立，旬月踟躇”之说。可见在这些有学问的人眼里，“定名”不是一件随便的事情。任何一门科学都包含很多事实、思想和专业名词，科学思想是由科学事实和专业名词构成的。如果表达科学思想的专业名词不正确，那么科学事实也就难以令人相信了。

科技名词的统一和规范化标志着一个国家科技发展的水平。我国历来重视名词的统一与规范工作。从清朝末年的科学名词编订馆，到1932年成立的国立编译馆，以及新中国成立之初的学术名词统一工作委员会，直至1985年成立的全国自然科学名词审定委员会(现已改名为全国科学技术名词审定委员会，简称全国名词委)，其使命和职责都是相同的，都是审定和公布规范名词的权威性机构。现在，参与全国名词委领导工作的单位有中国科学院、科学技术部、教育部、中国科学技术协会、国家自然科学基金委员会、新闻出版署、国家质量技术监督局、国家广播电影电视总局、国家知识产权局和国家语言文字工作委员会，这些部委各自选派了有关领导干部担任全国名词委的领导，有力地推动科技名词的统一和推广应用工作。

全国名词委成立以后，我国的科技名词统一工作进入了一个新的阶段。在第一任主任委员钱三强同志的组织带领下，经过广大专家的艰苦努力，名词规范和统一工作取得了显著的成绩。1992 年三强同志不幸谢世。我接任后，继续推动和开展这项工作。在国家和有关部门的支持及广大专家学者的努力下，全国名词委 15 年来按学科共组建了 50 多个学科的名词审定分委员会，有 1800 多位专家、学者参加名词审定工作，还有更多的专家、学者参加书面审查和座谈讨论等，形成的科技名词工作队伍规模之大、水平层次之高前所未有。15 年间共审定公布了包括理、工、农、医及交叉学科等各学科领域的名词共计 50 多种。而且，对名词加注定义的工作经试点后业已逐渐展开。另外，遵照术语学理论，根据汉语汉字特点，结合科技名词审定工作实践，全国名词委制定并逐步完善了一套名词审定工作的原则与方法。可以说，在 20 世纪的最后 15 年中，我国基本上建立起了比较完整的科技名词体系，为我国科技名词的规范和统一奠定了良好的基础，对我国科研、教学和学术交流起到了很好的作用。

在科技名词审定工作中，全国名词委密切结合科技发展和国民经济建设的需要，及时调整工作方针和任务，拓展新的学科领域开展名词审定工作，以更好地为社会服务、为国民经济建设服务。近些年来，又对科技新词的定名和海峡两岸科技名词对照统一工作给予了特别的重视。科技新词的审定和发布试用工作已取得了初步成效，显示了名词统一工作的活力，跟上了科技发展的步伐，起到了引导社会的作用。两岸科技名词对照统一工作是一项有利于祖国统一大业的基础性工作。全国名词委作为我国专门从事科技名词统一的机构，始终把此项工作视为自己责无旁贷的历史性任务。通过这些年的积极努力，我们已经取得了可喜的成绩。做好这项工作，必将对弘扬民族文化，促进两岸科教、文化、经贸的交流与发展做出历史性的贡献。

科技名词浩如烟海，门类繁多，规范和统一科技名词是一项相当繁重而复杂的长期工作。在科技名词审定工作中既要注意同国际上的名词命名原则与方法相衔接，又要依据和发挥博大精深的汉语文化，按照科技的概念和内涵，创造和规范出符合科技规律和汉语文字结构特点的科技名词。因而，这又是一项艰苦细致的工作。广大专家学者字斟句酌，精益求精，以高度的社会责任感和敬业精神投身于这项事业。可以说，全国名词委公布的名词是广大专家学者心血的结晶。这里，我代表全国名词委，向所有参与这项工作的专家学者们致以崇高的敬意和衷心的感谢!

审定和统一科技名词是为了推广应用。要使全国名词委众多专家多年的劳动成果——规范名词，成为社会各界及每位公民自觉遵守的规范，需要全社会的理解和支持。国务院和 4 个有关部委［国家科委(今科学技术部)、中国科学院、国家教委(今教育部)和新闻出版署］已分别于 1987 年和 1990 年行文全国，要求全国各科研、教学、生产、经营以及新闻出版等单位遵照使用全国名词委审定公布的名词。希望社会各界自觉认真地执行，共同做好这项对于科技发展、社会进步和国家统一极为重要的基础工作，为振兴中华而努力。

值此全国名词委成立 15 周年、科技名词书改装之际，写了以上这些话。是为序。

卢嘉锡

2000 年夏

钱三强序

科技名词术语是科学概念的语言符号。人类在推动科学技术向前发展的历史长河中，同时产生和发展了各种科技名词术语，作为思想和认识交流的工具，进而推动科学技术的发展。

我国是一个历史悠久的文明古国，在科技史上谱写过光辉篇章。中国科技名词术语，以汉语为主导，经过了几千年的演化和发展，在语言形式和结构上体现了我国语言文字的特点和规律，简明扼要，蓄意深切。我国古代的科学著作，如已被译为英、德、法、俄、日等文字的《本草纲目》《天工开物》等，包含大量科技名词术语。从元、明以后，开始翻译西方科技著作，创译了大批科技名词术语，为传播科学知识，发展我国的科学技术起到了积极作用。

统一科技名词术语是一个国家发展科学技术所必须具备的基础条件之一。世界经济发达国家都十分关心和重视科技名词术语的统一。我国早在 1909 年就成立了科学名词编订馆，后又于 1919 年中国科学社成立了科学名词审定委员会，1928 年大学院成立了译名统一委员会。1932 年成立了国立编译馆，在当时教育部主持下先后拟订和审查了各学科的名词草案。

新中国成立后，国家决定在政务院文化教育委员会下，设立学术名词统一工作委员会，郭沫若任主任委员。委员会分设自然科学、社会科学、医药卫生、艺术科学和时事名词五大组，聘任了各专业著名科学家、专家，审定和出版了一批科学名词，为新中国成立后的科学技术的交流和发展起到了重要作用。后来，由于历史的原因，这一重要工作陷于停顿。

当今，世界科学技术迅速发展，新学科、新概念、新理论、新方法不断涌现，相应地出现了大批新的科技名词术语。统一科技名词术语，对科学知识的传播，新学科的开拓，新理论的建立，国内外科技交流，学科和行业之间的沟通，科技成果的推广、应用和生产技术的发展，科技图书文献的编纂、出版和检索，科技情报的传递等方面，都是不可缺少的。特别是计算机技术的推广使用，对统一科技名词术语提出了更紧迫的要求。

为适应这种新形势的需要，经国务院批准，1985 年 4 月正式成立了全国自然科学名词审定委员会。委员会的任务是确定工作方针，拟定科技名词术语审定工作计划、实施方案和步骤，组织审定自然科学各学科名词术语，并予以公布。根据国务院授权，委员会审定公布的名词术语，科研、教学、生产、经营以及新闻出版等各部门，均应遵照使用。

全国自然科学名词审定委员会由中国科学院、国家科学技术委员会、国家教育委员会、中国科学技术协会、国家技术监督局、国家新闻出版署、国家自然科学基金委员会分别委派了正、副主任担任领导工作。在中国科协各专业学会密切配合下，逐步建立各专业审定分委员会，并已建立起一支由各学科著名专家、学者组成的近千人的审定队伍，负责审定本学科的名词术语。我国的名词审定工作进入了一个新的阶段。

这次名词术语审定工作是对科学概念进行汉语订名，同时附以相应的英文名称，既有我国语言特色，又方便国内外科技交流。通过实践，初步摸索了具有我国特色的科技名词术语审定的原则与方法，以及名词术语的学科分类、相关概念等问题，并开始探讨当代术语学的理论和方法，以期逐步建立起符合我国语言规律的自然科学名词术语体系。

统一我国的科技名词术语，是一项繁重的任务，它既是一项专业性很强的学术性工作，又涉及亿万人使用习惯的问题。审定工作中我们要认真处理好科学性、系统性和通俗性之间的关系；主科与副科间的关系；学科间交叉名词术语的协调一致；专家集中审定与广泛听取意见等问题。

汉语是世界五分之一人口使用的语言，也是联合国的工作语言之一。除我国外，世界上还有一些国家和地区使用汉语，或使用与汉语关系密切的语言。做好我国的科技名词术语统一工作，为今后对外科技交流创造了更好的条件，使我炎黄子孙，在世界科技进步中发挥更大的作用，做出重要的贡献。

统一我国科技名词术语需要较长的时间和过程，随着科学技术的不断发展，科技名词术语的审定工作，需要不断地发展、补充和完善。我们将本着实事求是的原则，严谨的科学态度做好审定工作，成熟一批公布一批，提供各界使用。我们特别希望得到科技界、教育界、经济界、文化界、新闻出版界等各方面同志的关心、支持和帮助，共同为早日实现我国科技名词术语的统一和规范化而努力。

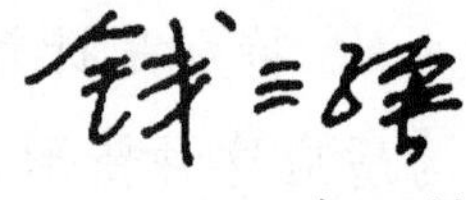

1992 年 2 月

前　言

血液学是一门基础与临床紧密结合的学科。随着经济发展和技术进步，血液学进展突飞猛进。无论是基础还是临床，各种新的专业名词不断涌现。1989年公布的血液学名词仅有135条，本次对血液学名词的审定与统一，不仅反映学科的最新进展，而且与国际接轨，引导学科向更加全面和广阔的领域发展，无疑是一件非常有意义的工作。

2019年2月，全国科学技术名词审定委员会与中华医学会医学名词审定委员会共同组建了血液学名词审定分委员会，并在天津召开了血液学名词审定工作第一次会议。按照全国科学技术名词审定委员会制定的科学技术名词审定原则及方法，确定了选词原则及学科分类框架。根据编审分离的原则，在中华医学会医学名词审定委员会张玉森老师的指导下，血液学名词编写委员会于2019年6月完成选词初稿，尔后数易其稿。2019年9月在天津召开了血液学名词审定工作第二次会议，对稿件进行会审讨论，并根据讨论意见进行修订。2019年11月在广州召开了血液学名词审定工作第三次会议，再次对稿件进行会审讨论，根据讨论意见完成选词并开始释义工作。此后由于疫情的原因，采用线上和线下相结合的形式，对名词释义进行反复修改。

审定稿于2021年9月上报全国科学技术名词审定委员会审核批准，并在全国科学技术名词审定委员会网站公开征求意见，期限为3个月。2022年初，分委员会根据反馈意见对征求意见稿再次修改完善，并呈报全国科学技术名词审定委员会主任审核批准，现予以正式公布。

本次名词审定工作得到了中国医学科学院血液病医院领导的大力支持，许多奋战在综合性三级甲等医院血液科临床一线的专家学者以高度认真负责的态度参与了审定工作，谨此对所有参与本次名词修订工作及关心支持本名词出版的人员表示诚挚的感谢！由于这是第一次系统地整理血液学名词，书中难免存在疏漏和不足之处，恳请广大专业工作者在使用过程中提出宝贵的意见和建议，以便今后修订与完善。

血液学名词审定分委员会

2022年2月

编排说明

一、本书公布的是血液学基本名词，共 1147 条，每条名词均给出了定义或注释。

二、全书分 10 部分：总论、基础、症状与体征、常用检查、红细胞系统疾病、白细胞数量及功能异常性疾病、髓系肿瘤、淋系肿瘤、出血与血栓性疾病、特殊治疗。

三、正文按汉文名所属学科的相关概念体系排列。汉文名后给出了与该词概念相对应的英文名。

四、每个汉文名都附有相应的定义或注释。定义一般只给出其基本内涵，注释则扼要说明其特点。当一个汉文名有不同的概念时，则用（1）（2）等表示。

五、一个汉文名对应几个英文同义词时，英文词之间用“，”分开。

六、凡英文词的首字母大、小写均可时，一律小写；英文除必须用复数者，一般用单数形式。

七、“[ ]”中的字为可省略的部分。

八、主要异名和释文中的条目用楷体表示。“全称”“简称”是与正名等效使用的名词；“又称”为非推荐名，只在一定范围内使用；“俗称”为非学术用语；“曾称”为被淘汰的旧名。

九、正文后所附的英汉索引按英文字母顺序排列；汉英索引按汉语拼音顺序排列。所示号码为该词在正文中的序码。索引中带“*”者为规范名的异名或在释文中出现的条目。

目　录

附录

01. 总　　论

01.001　血液　blood
流动在心脏和血管内的一种不透明红色液体。其作用是运输营养物质和氧气到细胞中，同时从这些细胞中带走代谢废物。在脊椎动物中其主要成分为血浆和血细胞。

01.002　血液学　hematology
医学的一个分支，内容涵盖基础与临床，涉及血液和血液形成器官相关疾病的病因、发病机制、诊断、治疗和预后等。

01.003　血液病　blood disease，hematological disorder
有关血液成分（如红细胞、白细胞、血小板和血浆等）及血液形成器官（如骨髓、淋巴结、脾脏等）的疾病。

01.004　血液系统　blood system
人体的生理系统之一。包括心脏、血管和淋巴组织。血液和淋巴液在其中循环。

02. 基　　础

02.001　造血细胞　hematopoietic cell
所有血细胞的统称。包括具有不同自我更新和多向分化潜能的造血干/祖细胞，以及各个谱系的造血前体细胞和不同谱系的成熟造血细胞。

02.002　细胞免疫　cellular immunity
（1）狭义的细胞免疫仅指T细胞介导的免疫应答。（2）广义的细胞免疫还包括原始的吞噬作用及NK细胞介导的细胞毒作用。是清除细胞内寄生微生物最为有效的防御反应，也是排斥同种移植物或肿瘤抗原的有效手段。

02.003　体液免疫　humoral immunity
在抗原刺激下，B细胞被激活、增殖、产生抗体，清除特异性抗原的过程。

02.004　归巢　homing
造血干/祖细胞及淋巴细胞等向特定微环境定向迁移的过程。

02.005　淋系　lymphoid lineage
与髓系相对应，是淋系共同祖细胞及其分化形成的各类前体细胞和成熟淋巴细胞的总称。包括淋系共同祖细胞、T细胞、B细胞、NKT细胞及浆细胞样树突状细胞等。

02.006　髓系　myeloid lineage
与淋系相对应，是共同髓系祖细胞及其分化形成的各类前体细胞和成熟细胞的总称。包括髓系共同祖细胞、粒–单核祖细胞、巨噬–树突祖细胞、树突共同祖细胞、单核共同祖细胞、粒细胞、单核细胞、树突状细胞、巨噬细胞、NK细胞等。

02.007　红系　erythroid lineage
各种红细胞及前体细胞的总称。包括胚胎

期的原始红细胞和定向红细胞，成年期的红系祖细胞、原始红细胞、早幼红细胞、中幼红细胞、晚幼红细胞、网织红细胞及成熟红细胞。

02.01 造血干/祖细胞

02.008 造血干细胞 hematopoietic stem cell

定居在特定造血微环境中各种血细胞的起始细胞。依赖其自我更新和多向分化潜能维持造血系统的动态平衡与稳定，在受到各种应激因素刺激后，可迅速进入细胞周期，通过增殖、分化产生下游的造血细胞。

02.009 长周期培养起始细胞 long-term culture-initiating cell

在体外长期培养（4～6周）后能够形成造血集落的细胞。实质为在体内移植后具有短期造血重建能力的原始造血细胞。

02.010 长周期造血干细胞 long-term hematopoietic stem cell

在骨髓移植后可维持长期（小鼠为6个月至1年）造血重建和多谱系重建能力的造血干细胞。在发育层级上位于短周期造血干细胞的上游。

02.011 短周期造血干细胞 short-term hematopoietic stem cell

在骨髓移植后维持短期（小鼠为少于6个月）造血重建和多谱系重建能力的造血干细胞。在发育层级上位于长周期造血干细胞的下游。

02.012 造血祖细胞 hematopoietic progenitor cell

由造血干细胞分化而来，丧失了长期自我更新和多向分化能力、仅具有某些特定谱系的分化能力的造血前体细胞。

02.013 爆式集落 burst colony

造血前体细胞在体外添加造血刺激因子的半固体培养过程中剧烈增殖产生的大量子代细胞聚集而形成的集落。主要包括红系爆式集落和巨核系爆式集落。

02.014 集落形成单位 colony-forming unit，CFU

造血前体细胞在体外添加造血刺激因子的半固体培养基中增殖产生的一定数量聚集在一起的子代细胞，形态学表现为一个集落。计数集落形成单位数量是一种体外检测待检群体中造血祖细胞的研究方法。

02.015 高增殖潜能集落形成单位 high proliferation potential colony-forming unit

体外功能水平定义的一种造血前体细胞，在体外添加造血刺激因子的半固体培养体系中产生的大而紧实的、直径大于0.5mm、平均细胞数在5×10^4的单个集落。通常在培养后7～14天观察。

02.016 混合细胞集落形成单位 colony-forming unit-mix，CFU-mix

体外功能水平定义的一种多潜能造血前体细胞，在体外添加造血刺激因子的半固体培养体系中产生的大而紧实的混合细胞集落。集落中通常包含粒细胞、巨噬细胞、红细胞和巨核细胞。通常在培养后7～14天观察。

02.017 红系爆式集落形成单位 burst-forming unit-erythroid，BFU-E

体外功能水平定义的一种红系造血前体细胞，在体外添加红细胞生成素在内的造血刺激因子的半固体培养体系中产生的单个或者多个大的集落。由红细胞组成，且周围由更小的集落围绕，因形状似“爆炸”而得名。一般在培养后7～14天观察。

02.018　红系集落形成单位　colony-forming unit-erythroid，CFU-E

体外功能水平定义的一种红系造血前体细胞，在体外添加红细胞生成素在内的造血刺激因子的半固体培养体系中产生的单个体积较小的、包含16～64个红细胞的红系集落。通常在体外培养后3天观察。

02.019　粒–巨噬细胞集落形成单位　colony-forming unit-granulocyte/macrophage，CFU-GM

体外功能水平定义的一种粒–单核造血前体细胞，在体外添加造血刺激因子的半固体培养体系中产生的单个集落。集落中包含粒细胞和巨噬细胞两个谱系的细胞。通常在体外培养后7～14天观察。

02.020　粒细胞集落形成单位　colony-forming unit-granulocyte，CFU-G

体外功能水平定义的一种粒系造血前体细胞，在体外添加造血刺激因子的半固体培养体系中产生的包含一个核心的粒细胞的集落。通常在体外培养后7～14天观察。

02.021　巨核细胞爆式集落形成单位　burst-forming unit-megakaryocyte，BFU-Meg

体外功能水平定义的一种巨核系造血前体细胞，在体外添加造血刺激因子的半固体培养体系中产生的包含多个核心的、含有大量细胞的巨核系集落。通常在体外培养后21天观察。

02.022　巨核细胞集落形成单位　colony-forming unit-megakaryocyte，CFU-Meg

体外功能水平定义的一种巨核系造血前体细胞，在体外添加造血刺激因子的半固体培养体系中产生的由3个或者几百个巨核细胞形成的集落。通常在体外培养10～12天观察。

02.023　红系祖细胞　erythroid progenitor

由造血干细胞分化而来，在体外诱导培养条件下或者体内移植后具有向红细胞分化潜能的祖细胞。

02.024　多能祖细胞　multiple pluripotent progenitor，MPP

由造血干细胞分化而来，在体外诱导培养条件下或者体内移植后具有短期的自我更新潜能和向红系、巨核系、粒系及淋巴细胞分化潜能的祖细胞。

02.025　淋系倾向多能祖细胞　lymphoid-biased multiple pluripotent progenitor，LMPP

由造血干细胞分化而来，在体外诱导培养条件下或者体内移植后具有向粒系及淋巴系统分化而不能向红系/巨核系分化的祖细胞。

02.026　淋系共同祖细胞　common lymphoid progenitor，CLP

由造血干细胞分化而来，在体外诱导培养条件下或者体内移植后具有向淋巴细胞（T细胞、B细胞及NK细胞等）分化潜能的祖细胞。

02.027　髓系共同祖细胞　common myeloid progenitor，CMP

由造血干细胞分化而来，在体外诱导培养条件下或者体内移植后具有向髓系细胞（粒细胞、单核细胞/巨噬细胞、树突状细胞等）及巨核/红系（巨核细胞和红细胞）分化潜能的祖细胞。

02.028　粒–单核祖细胞　granulocyte-monocyte progenitor，GMP

由造血干细胞分化而来，在体外诱导培养条件下或者体内移植后具有向粒细胞及单核细胞分化潜能的祖细胞。

02.029　巨核–红系祖细胞　megakaryocyte-erythroid progenitor，MEP

由造血干细胞分化而来，在体外诱导培养条件下或者体内移植后具有向巨核细胞和红细胞分化潜能的祖细胞。

02.030　巨噬–树突状祖细胞　macrophage-dendritic progenitor，MDP

由造血干细胞分化而来，在体外诱导培养条件下或者体内移植后具有向巨噬细胞和树突状细胞分化潜能，而丧失了向淋系、巨核系及粒细胞分化潜能的祖细胞。

02.031　树突状共同祖细胞　common dendritic progenitor，CDP

由造血干细胞经巨噬–树突状祖细胞分化而来，在体外诱导培养条件下或者体内移植后丧失了向单核细胞分化潜能而只具有向浆细胞样树突状细胞和髓细胞样/常规树突状细胞分化潜能的祖细胞。

02.032　单核共同祖细胞　common monocyte progenitor

由造血干细胞分化而来，在体外诱导培养条件下或者体内移植后具有向不同阶段单核/巨噬细胞分化潜能的祖细胞。

02.02　造血微环境细胞

02.033　造血微环境　hemopoietic microenvironment

支持和调节造血干/祖细胞自我更新、生长发育、分化成熟的特殊环境。包括成骨细胞、血管内皮细胞、间充质干细胞、脂肪细胞和免疫细胞等细胞成分及细胞因子、黏附分子和基质大分子等非细胞成分。

02.034　间充质干细胞　mesenchymal stem cell

一群异质性很高的具有自我更新和多向分化潜能的前体细胞。可分化为成骨细胞、脂肪细胞、软骨细胞及骨髓基质细胞。在体外呈成纤维细胞样克隆性黏附生长。

02.035　基质细胞　stromal cell

器官中的结缔组织成分。包括成纤维细胞、周细胞、内皮细胞等，是造血微环境中的重要成分。不仅起支持器官实质细胞的作用，而且分泌细胞因子，调节造血细胞的增殖与分化。

02.036　成纤维细胞　fibroblast

来源于中胚层、形态多样、可依细胞的功能变化及附着处的物理性状不同而发生改变的细胞。常见的有梭形、大多角形和扁平星形等。通过分泌各类基质和多种纤维维持结缔组织结构的完整性。

02.037　成骨细胞　osteoblast

骨形成的主要功能细胞。由间充质干细胞分化而来，表达骨形成蛋白（BMP）、骨钙蛋白（BGP）、碱性磷酸酶（ALP）和骨桥蛋白等标志物，负责骨基质的合成、分泌和矿化。骨重塑过程中成骨细胞负责新骨形成，在破骨细胞吸收部位分泌骨基质，骨基质矿化形成新骨。

02.038　破骨细胞　osteoclast

由造血干细胞经单核/巨噬细胞祖细胞分化而来的多核巨型细胞。与巨噬细胞区分的分子标志物是三碘甲状腺原氨酸受体辅助蛋白（TRAP）、半乳凝素、组织蛋白酶K和降钙素受体。在骨重塑过程中负责骨分解与吸收。

02.039 网状细胞 reticular cell
形成骨髓、脾脏、淋巴结、胸腺等造血组织的网状结缔组织的细胞。其分枝状胞质突起围绕骨髓窦的外壁形成外膜鞘，是造血微环境的重要组成部分。合成的网状纤维和网状细胞胞质一起延伸入造血微环境，并交织成网状，构成骨髓的网状结构。

02.03 红 细 胞

02.040 红细胞 erythrocyte，red blood cell
血液中的一种细胞。成熟的红细胞呈双凹圆盘状，直径为6～8μm，无细胞核。是脊椎动物体内通过血液运送氧气最主要的媒介。

02.041 红细胞成分 erythrocyte component
红细胞主要由红细胞膜和细胞内容物组成，前者由蛋白质、脂质、糖类及无机离子组成，后者主要为血红蛋白。

02.042 红细胞游离原卟啉 free erythrocyte protoporphyrin
因为缺铁使得大量原卟啉不能与铁结合成血红蛋白，以游离形式积聚在红细胞内的原卟啉。

02.043 血红蛋白 hemoglobin
红细胞的主要成分。运输氧的特殊蛋白质，由珠蛋白和血红素组成，其中珠蛋白由两对不同的珠蛋白链（α链和β链）组成四聚体。

02.044 血红素 heme
铁卟啉化合物。是血红蛋白的辅基，也是肌红蛋白、细胞色素、过氧化物酶、过氧化氢酶等的辅基。参与血红蛋白合成的血红素主要在幼稚红细胞和网织红细胞中合成。

02.045 血型糖蛋白 glycophorin
又称“涎糖蛋白（sialoglycoprotein）”。人红细胞上一种含量丰富的穿膜糖蛋白。肽链由131个氨基酸残基组成，肽链被高度*O*-糖基化，且富含末端唾液酸，N端携带有MN血型抗原。

02.046 氧合血红蛋白 oxyhemoglobin
血红蛋白与氧分子可逆性结合而生成的一种物质。呈亮红色，可将氧气输送到机体组织中。

02.047 珠蛋白 globin
一类能够通过铁卟啉环可逆性结合氧的呼吸性蛋白质。是血红蛋白去除血红素后的蛋白质组分。

02.048 转铁蛋白受体 transferrin receptor
由两个大小约为90kDa的亚单位通过两条二硫键交联而成的一种Ⅱ型跨膜糖蛋白。介导含铁的蛋白从细胞外进入细胞内，表达于所有细胞，高表达于增殖活跃的细胞。其血清水平被认为是一种可靠的反映红细胞内铁缺乏的指标。

02.049 原卟啉 protoporphyrin
一种不含金属的卟啉。与亚铁结合形成血红蛋白和肌红蛋白中的亚铁血红素，与铁结合形成过氧化氢酶和一些细胞色素中的高铁血红素。

02.050 红细胞生理 erythrocyte physiology
红细胞的生理特征。主要包括可塑变形性、悬浮稳定性和渗透脆性等。

02.051 红细胞生成 erythropoiesis
造血干细胞在红细胞生成素刺激下，首先分

化为红细胞系祖细胞，再历经原始红细胞、早幼红细胞、中幼红细胞和晚幼红细胞，最后分化为成熟红细胞的过程。

02.052　红细胞指数　red blood cell index
包括红细胞计数、血红蛋白浓度、红细胞压积、平均红细胞体积、平均红细胞血红蛋白含量及浓度、红细胞体积分布宽度。临床上可以利用红细胞指数判断是否贫血、贫血的类型，并初步分析贫血的病因。

02.053　红细胞总量　red blood cell mass
体内所有成熟红细胞的数量。成人体内有（2～3）$\times 10^{13}$个红细胞，通常以每升血液中红细胞数量表示。生理条件下，成年女性红细胞总量为3.5×10^{12}/L～5.0×10^{12}/L，成年男性为4.0×10^{12}/L～5.5×10^{12}/L。

02.054　铁调节蛋白　iron regulatory protein
调控细胞内铁代谢以维持体内铁稳态的一种蛋白。可与转铁蛋白受体、铁蛋白mRNA 3′端或5′端非翻译区的铁反应元件结合，控制转铁蛋白受体和铁蛋白的表达，从而调节细胞铁代谢。

02.055　E玫瑰花环形成细胞　E-rosette-forming cell
可形成E玫瑰花环的细胞。动物T细胞表面具有结合异种动物红细胞的E受体，在体外能与绵羊等动物的红细胞形成以T细胞为中心、红细胞环绕在周围的玫瑰花环。

02.056　含铁血黄素　hemosiderin
红细胞被巨噬细胞摄入并降解后，可在电镜下观察到的血红蛋白的Fe^{3+}与蛋白质结合而成的铁蛋白微粒。若干铁蛋白微粒聚集成光镜下可见的棕黄色较粗大的折光颗粒，是一种不稳定的铁蛋白聚合体。

02.04　白　细　胞

02.057　白细胞　leukocyte，white blood cell
血液中除红细胞和血小板外所有成熟血细胞的总称。包括淋巴细胞、多形核粒细胞和单核细胞。是由造血干细胞分化产生的有核、能做变形运动的成熟血细胞。

02.058　粒细胞　granulocyte
由造血干细胞经髓系共同祖细胞和粒-单核祖细胞分化而成的成熟血细胞。

02.059　中性粒细胞　neutrophil
粒细胞的一种。细胞核呈杆状或分叶状，瑞特（Wright）染色下胞质呈无色或极浅的淡红色，有许多弥散分布的、细小的浅红色或浅紫色的特有颗粒。作为固有免疫细胞的重要成员，在吞噬细菌等病原体中发挥作用。

02.060　嗜酸性粒细胞　eosinophil
粒细胞的一种。在瑞特染色下，因胞质内充满粗大、整齐、均匀紧密排列的嗜酸性颗粒而得名。

02.061　嗜碱性粒细胞　basophil
粒细胞的一种。在瑞特染色下胞质呈紫红色，内有少量粗大但大小不均、排列不规则的黑蓝色嗜碱性颗粒，常覆盖于核上。胞核一般为2～3叶，核着色较浅。

02.062　肥大细胞　mast cell
一类胞质内富含嗜碱性颗粒的细胞。颗粒中含组胺、肝素和各种酶类，主要分布于黏膜和皮下疏松结缔组织。细胞表面表达高亲和力FcεRⅠ，可结合游离IgE，参与Ⅰ型超敏反应。

02.063　单核细胞　monocyte

细胞体积最大、胞核呈肾形或马蹄形、胞质嗜碱性、含许多细小的嗜天青颗粒的一种无粒白细胞。具有活跃的变形运动、趋化性和吞噬功能，穿出血管后分化为巨噬细胞。

02.064　巨噬细胞　macrophage

一种广泛分布于各种组织中的免疫细胞。源于胚胎期干细胞和单核细胞，胞内有大量溶酶体和细胞器。具有很强的吞噬能力，也可作为抗原提呈细胞激活初始T细胞。

02.065　吞噬细胞　phagocyte

一类防卫细胞的统称。主要包括外周血中的单核细胞、组织中的巨噬细胞、中性粒细胞及未成熟的树突状细胞等。通过吞噬外源性有害物质及内源性坏死和凋亡细胞等维持微环境稳定。

02.066　淋巴细胞　lymphocyte

一类由淋巴器官产生的、对外来抗原特异性识别和反应的细胞群体。包括T细胞、B细胞及NKT细胞等多种具有不同免疫功能的细胞亚群。在细胞免疫和体液免疫中发挥重要作用。

02.067　原淋巴细胞　lymphoblast

又称“淋巴母细胞”。骨髓和胸腺淋巴细胞的前体细胞。有时也指外周成熟淋巴细胞经抗原刺激转化为具有增殖能力的活化细胞。直径10～18μm，呈圆形或椭圆形，胞质量较少，核质比较大，胞核大、呈圆形，居中或稍偏于一侧，核膜清晰，染色质较细致，常可见核仁。

02.068　淋巴细胞再循环　lymphocyte recirculation

定居在外周免疫器官的淋巴细胞，由输出淋巴管经淋巴干、胸导管或右淋巴导管进入血液循环，经血液循环到达外周免疫器官后，穿越高内皮细胞小静脉，重新分布于全身淋巴器官和组织的反复循环过程。

02.069　初始淋巴细胞　naive lymphocyte

尚未接触过抗原的成熟T细胞和B细胞。

02.070　T 淋巴细胞　T lymphocyte

简称“T细胞（T cell）”，又称“胸腺依赖性淋巴细胞（thymus dependent lymphocyte）”。来源于造血干细胞，在胸腺中发育成熟，在适应性免疫应答中占据核心地位，不仅调节适应性细胞免疫应答，而且在胸腺依赖性抗原诱导的体液免疫应答中发挥重要辅助作用的白细胞。

02.071　辅助性 T[淋巴]细胞　helper T cell

一类能辅助T、B细胞应答的T细胞功能亚群。均表达CD4。未受抗原刺激的初始$CD4^+$ T细胞（Th0）在不同因素的调控下可分化为Th1、Th2、Th9、Th17、Th22及Tfh等不同效应功能的亚群。

02.072　细胞毒性 T[淋巴]细胞　cytotoxic T cell

一类具有免疫杀伤效应的T细胞功能亚群。均表达CD8。能够特异性识别内源性抗原肽–主要组织相容性复合体（MHC）Ⅰ类分子复合物，进而杀伤靶细胞。

02.073　调节性 T[淋巴]细胞　regulatory T cell

一类具有免疫抑制功能的T细胞功能亚群。通常指$CD4^+CD25^+Foxp3^+$ T细胞，通过直接接触或分泌细胞因子方式负调控免疫应答，在免疫耐受、自身免疫病、感染性疾病、器官移植及肿瘤形成等过程中发挥重要的作用。

02.074　αβT 细胞　αβ T cell

一类受体由α、β肽链组成的T细胞。占T细胞总数的95%以上。可特异性识别由抗原提呈细胞加工，并由其表面MHC分子提呈的抗原多肽。

02.075　γδT 细胞　γδT cell

一类受体由γ、δ肽链组成的T细胞。数量较少，主要分布在皮肤和黏膜组织。其识别抗原无MHC限制性且抗原受体缺乏多样性，主要识别CD1分子提呈的多种病原体表达的共同抗原成分。

02.076　T 细胞受体　T-cell receptor，TCR

表达于T细胞表面的抗原识别受体。能够识别抗原肽-MHC分子复合物，并通过CD3分子向细胞内传递活化信号。大多数T细胞受体由α和β肽链组成，少数由γ和δ肽链组成。T细胞受体基因群中包括V、D、J和C四种基因片段。

02.077　T 细胞受体基因重排　T cell receptor gene rearrangement

胸腺中的T细胞在发育成熟过程中，T细胞受体的V（D）J基因片段经多种DNA重组酶的剪切、拼接，重新组合的过程。重排后的基因片段，再连接C基因片段，最终形成多样性极其丰富的功能性T细胞受体。

02.078　B 淋巴细胞　B lymphocyte

简称“B细胞（B cell）”，又称“骨髓依赖性淋巴细胞（bone marrow-dependent lymphocyte）”“囊依赖淋巴细胞（bursa-dependent lymphocyte）”。由哺乳动物骨髓或禽类法氏囊中的淋巴样祖细胞分化发育而来的白细胞。不仅能通过产生抗体发挥特异性体液免疫功能，而且能通过抗原提呈参与免疫调节。

02.079　祖 B 细胞　progenitor B cell

由骨髓淋巴样干细胞分化发育而来的早期B细胞是哺乳动物B细胞分化的最初始阶段。仅存在于骨髓、胎肝等组织中。

02.080　前 B 细胞　precursor B cell

正常B细胞的前体细胞。胞体中等大小，核质比大，胞质量极少、呈强嗜碱性，胞核呈圆形，染色质高度均一，罕见核仁。

02.081　浆细胞　plasma cell

又称“效应B细胞（effector B cell）”“抗体分泌细胞（antibody secreting cell）”。是初始B细胞或记忆B细胞在抗原刺激下分化增殖形成的一种分泌免疫球蛋白的终末细胞。通过分泌抗体介导体液免疫的发生。

02.082　浆细胞样淋巴细胞　plasmacytoid lymphocyte

B免疫母细胞向浆细胞分化成熟过程中的一种中间型细胞。电镜下胞核多偏于细胞一端，胞质较丰富，但与浆细胞相比，其粗面内质网稍少，且层状排列和扩张不明显。多见于淋巴浆细胞性淋巴瘤中。

02.083　B 细胞受体　B cell receptor，BCR

表达于B细胞表面的膜型免疫球蛋白。能够识别并接受抗原刺激，启动体液免疫应答。每个B细胞受体分子都由两条相同的重链和两条相同的轻链组成。B细胞受体基因群中包括V、D、J和C四种基因片段。

02.084　B 细胞受体基因重排　B cell receptor gene rearrangement

骨髓中的B细胞在发育成熟过程中，B细胞受体的V（D）J基因片段经多种DNA重组酶的剪切、拼接，重新组合的过程。重排后的基因片段再连接C基因片段，最终形成多样性极其丰富的功能性B细胞受体。

02.085　自然杀伤细胞　natural killer cell

又称“NK细胞（NK cell）”。一种固有淋巴样细胞。胞质内有突出大颗粒，能够杀伤多种细胞，没有T细胞与B细胞所特有的受体，不进行受体的基因重排。

02.086　树突状细胞　dendritic cell
一类成熟时具有典型树突状突起、功能最强的专职抗原提呈细胞。可进入外周免疫器官并刺激初始T细胞活化增殖。包含髓样/经典树突状细胞和浆细胞样树突状细胞两类。

02.087　并指状树突状细胞　interdigitating dendritic cell
一种树突状细胞。位于淋巴组织胸腺依赖区（T细胞区）和胸腺髓质区。表面缺乏Ig受体和C3受体，表达高水平的MHCⅠ类和MHCⅡ类分子。是淋巴组织胸腺依赖区的重要抗原提呈细胞。

02.088　滤泡树突状细胞　follicular dendritic cell
一种树突状细胞。主要位于淋巴结浅皮质区淋巴滤泡内。不表达MHCⅡ类分子，高表达免疫球蛋白Fc受体（FcR）和补体受体，可有效捕获抗原–抗体和抗原–抗体–补体复合物，并将其长期保留在细胞表面以维持二级滤泡中记忆B细胞的功能。

02.089　胸腺树突状细胞　thymic dendritic cell
一种树突状细胞。位于胸腺，其表面表达自身肽-MHC分子复合物，在胸腺细胞阴性选择中发挥重要作用。

02.090　间质树突状细胞　interstitial dendritic cell
一种树突状细胞。主要分布于心、肺、肝、肾等器官的结缔组织中，高表达MHCⅡ类分子。

02.091　髓样/经典树突状细胞　myeloid/conventional dendritic cell
由髓系共同祖细胞分化而来的树突状细胞。主要分布在淋巴组织、皮肤和黏膜。高表达MHCⅠ类和MHCⅡ类分子，介导抗原特异性免疫反应，主要通过分泌IL-12等刺激Th1型免疫反应。

02.092　浆细胞样树突状细胞　plasmacytoid dendritic cell
由淋系共同祖细胞分化而来，具有类似浆细胞形态的树突状细胞。主要聚集在淋巴结的高内皮细胞小静脉周围。在监视血流来源的病原体及提呈自身抗原等方面发挥作用。

02.05 巨核细胞和血小板

02.093　巨核细胞　megakaryocyte
由骨髓中造血干细胞分化而来并能生成与释放血小板到血液循环中的高度分化的前体细胞。为巨型髓样细胞，含有分叶核。

02.094　血小板　platelet，thrombocyte
骨髓巨核细胞脱落的胞质小块。无细胞核，呈双凸扁盘状，受刺激时伸出小突起，呈不规则形，在止血和凝血过程中起重要作用。

02.095　前血小板　proplatelet
巨核细胞的一部分。脱落后可以形成血小板。

02.096　血小板糖蛋白　platelet glycoprotein
血小板膜表面糖类支链膜蛋白的总称。这些膜糖蛋白归属整联蛋白、选择蛋白等不同的基因家族。在血小板黏附、聚集和激活过程中起到受体作用。

02.097　血小板糖蛋白Ⅰb/Ⅸ/Ⅴ　platelet

glycoprotein Ⅰb/Ⅸ/Ⅴ，GPⅠb/Ⅸ/Ⅴ

血小板表面由糖蛋白亚基GPⅠbα、GPⅠbβ、GPⅨ及GPⅤ组成的糖蛋白受体。能与血管性血友病因子结合，在高流体剪切力作用下能介导血小板与胶原的结合进而启动血小板黏附。

02.098　血小板糖蛋白Ⅱb/Ⅲa　platelet glycoprotein Ⅱb/Ⅲa，GPⅡb/Ⅲa

又称为“整合素αⅡbβ3（integrin αⅡbβ3）”。是血小板表面由血小板糖蛋白Ⅱb及Ⅲa结合形成的钙离子依赖性异二聚体蛋白。能与纤维蛋白原、血管性血友病因子及酸化血小板结合。

02.099　血小板糖蛋白Ⅳ　platelet glycoprotein Ⅳ，GPⅣ

一种血小板表面能与凝血酶敏感蛋白（TSP）结合的跨膜蛋白。能与凝血酶敏感蛋白-1（TSP-1）结合，促进血小板的聚集。

02.100　血小板糖蛋白Ⅵ　platelet glycoprotein Ⅵ，GPⅥ

属于免疫球蛋白超家族成员，是血小板/巨核细胞特异性的Ⅰ型跨膜糖蛋白。能与胶原结合进而启动血小板活化、聚集及凝血酶生成。

02.101　α颗粒　α granule

血小板内最常见的参与分泌的亚细胞结构。体积较大，电子密度中等。

02.102　致密颗粒　dense granule

血小板内参与分泌的亚细胞结构之一。直径较α颗粒小，电子密度大。

02.103　α贮存池　α storage pool

静息状态下血小板的α颗粒贮存有内容物血小板因子4、β血栓球蛋白、纤维蛋白原、凝血酶敏感蛋白、血管性血友病因子及纤维连接蛋白。

02.104　δ贮存池　δ storage pool

静息状态下血小板的致密颗粒贮存有内容物腺苷二磷酸（ADP）、腺苷三磷酸（ATP）、5-羟色胺及钙离子等。

02.105　P选择素　P-selectin

血小板及表皮细胞表面表达的细胞黏附分子。血管损伤时在血小板的募集和聚集过程中起到重要作用。

02.106　血小板黏附　platelet adhesion

血小板与非血小板表面的黏着。

02.107　血小板聚集　platelet aggregation

血小板被活化后相互聚集成团。

02.108　血小板释放反应　platelet release reaction

血小板在活化过程中将其存储在α颗粒、致密颗粒或溶酶体内的物质释放到细胞外的反应。

02.109　瑞斯托霉素诱导的血小板聚集　ristocetin-induced platelet aggregation，RIPA

在富血小板血浆中加入瑞斯托霉素，它可诱导血管性血友病因子形态的改变，进而促进血管性血友病因子同GPⅠbα相互作用，引起血小板聚集的反应。

02.110　血小板过氧化物酶　platelet peroxidase

催化花生四烯酸合成前列腺素的一种酶。

02.111　血小板活化因子　platelet-activating factor

在血小板、表皮细胞及中性粒细胞等中表达的一类脂类物质。

02.112　人[类]血小板抗原　human platelet

antigen，HPA
由血小板糖蛋白携带的一类特异性抗原。能介导同种抗体的产生。

02.113　内皮细胞黏附分子　endothelial cell adhesion molecule
属于免疫球蛋白家族成员的跨膜糖蛋白。表达于血小板、内皮细胞、单核细胞、中性粒细胞、髓系细胞与部分淋巴细胞上。

02.114　血小板功能不全　thrombasthenia
由纤维蛋白原受体GPⅡb/Ⅲa表达缺失或低表达造成的凝血障碍。

02.115　巨大血小板　macrothrombocyte
体积明显增大的血小板。

02.06 血 浆 成 分

02.06.01 凝 血 因 子

02.116　凝血因子　coagulation factor
一组参与凝血过程的酶原或者辅因子。根据罗马字母顺序排列依次为因子Ⅰ、Ⅱ、Ⅲ、Ⅴ、Ⅶ、Ⅷ、Ⅸ、Ⅹ、Ⅺ、Ⅻ和ⅩⅢ。

02.117　纤维蛋白原　fibrinogen
又称"凝血因子Ⅰ"。是凝血系统中的"中心"蛋白。整体结构可以用（Aα，Bβ，γ）$_2$表示。

02.118　凝血酶原　prothrombin
又称"凝血因子Ⅱ"。一种依赖维生素K的凝血因子。是丝氨酸蛋白酶凝血酶（FⅡa）的酶原形式，在肝脏中合成。

02.119　组织因子　tissue factor
又称"凝血因子Ⅲ"。一种单链跨膜糖蛋白。由263个氨基酸残基组成，是唯一不存在于正常人血浆中的凝血因子。

02.120　凝血因子Ⅴ　coagulation factor Ⅴ
血浆中一种在肝脏合成的单链糖蛋白。由2196个氨基酸残基组成，作为凝血因子Ⅹa的辅因子，加速后者对凝血酶原的激活。

02.121　凝血因子Ⅶ　coagulation factor Ⅶ
一种依赖维生素K的凝血因子。在肝脏中合成，是由406个氨基酸残基组成的单链糖蛋白。

02.122　凝血因子Ⅷ　coagulation factor Ⅷ
又称"抗血友病因子（anti-hemophilia factor）"。主要由肝窦内皮细胞合成，以单链形式合成，由2332个氨基酸残基组成，血浆中以异二聚体形式存在。

02.123　凝血因子Ⅸ　coagulation factor Ⅸ
一种依赖维生素K的凝血因子。在肝脏中合成，是由415个氨基酸残基组成的单链糖蛋白。

02.124　凝血因子Ⅹ　coagulation factor Ⅹ
一种在肝脏中合成的依赖维生素K的丝氨酸蛋白酶原。以双链酶原形式进入血液循环。

02.125　凝血因子Ⅺ　coagulation factor Ⅺ
一种在肝脏合成的糖蛋白。含糖量为5%，分子量为160 000，由重链区（Glu1～Arg369）和轻链区（Ile370～Val670）两部分组成，是由两个相同的亚单位（单体）组成的同二聚体。

02.126　凝血因子Ⅻ　coagulation factor Ⅻ

曾称“哈格曼因子（Hageman factor）”。是由596个氨基酸残基组成的单链糖蛋白。在凝血中的作用是参与内源性凝血途径的接触相激活。

02.127　凝血因子XIII　coagulation factor XIII
一种分子量为320 000的糖蛋白。由A和B两个亚单位组成的四聚体。

02.128　维生素K依赖性酶原　vitamin K dependent zymogen
一组在肝脏合成过程中需要维生素K参与的酶原。包括凝血酶原、凝血因子VII、凝血因子IX、凝血因子X、蛋白C、蛋白S和蛋白Z。

02.129　血管性血友病因子　von Willebrand factor，vWF
又称“血管性假血友病因子”。存在于血浆中的大分子糖蛋白。主要由内皮细胞合成，与凝血因子VIII结合后，以复合物的形式存在于血液循环中。不仅是第VIII因子的载体，而且在血小板黏附于内皮下组织的过程中起着重要作用。

02.130　高分子量激肽原　high molecular weight kininogen，HMWK
一种由626个氨基酸残基组成的糖蛋白。在循环中与凝血因子XI或激肽释放酶原形成复合物，还能作为巯基蛋白酶抑制剂和抗黏附蛋白。

02.131　激肽释放酶原　prekallikrein，PK
由619个氨基酸残基组成的单链糖蛋白。结构与凝血因子XI亚单位相近，两者的氨基酸序列有58%同源。

02.132　活化凝血因子IX　activated factor IX，FIXa
具有丝氨酸蛋白酶活性的活化凝血因子IX。与FVIIIa在磷脂表面形成复合物激活凝血因子X。

02.133　活化凝血因子V　activated factor V，FVa
凝血因子V的活化形式。

02.134　活化凝血因子VII　activated factor VII，FVIIa
凝血因子VII的活化形式。

02.135　活化凝血因子VIII　activated factor VIII，FVIIIa
凝血因子VIII的活化形式。

02.136　活化凝血因子X　activated factor X，FXa
凝血因子X的活化形式。

02.137　活化凝血因子XI　activated factor XI，FXIa
凝血因子XI的活化形式。

02.138　活化凝血因子XII　activated factor XII，FXIIa
凝血因子XII的活化形式。

02.139　活化凝血因子XIII　activated factor XIII，FXIIIa
凝血因子XIII的活化形式。

02.140　凝血酶　thrombin
由凝血酶原形成的蛋白水解酶。催化纤维蛋白原变成纤维蛋白而促使血液凝固。

02.141　血管性血友病因子裂解蛋白酶　a disintegrin and metalloprotease with a thrombospondin type 1 motif member 13，ADAMTS13

具有凝血酶反应蛋白1型基序的去整合素和金属蛋白酶。主要在肝脏中合成，特异性裂解血管性血友病因子。由1427个氨基酸残基组成。

02.06.02 纤维蛋白溶解系统

02.142　纤维蛋白　fibrin
凝血酶裂解纤维蛋白原产生的终末产物。

02.143　纤维蛋白降解产物　fibrin degradation product，FDP
纤溶酶作用于纤维蛋白原、非交联（可溶性）纤维蛋白和交联（稳定性）纤维蛋白，所产生的降解产物。

02.144　D-二聚体　D-dimer
纤溶酶溶解纤维蛋白凝块形成的小分子物质。是最简单的纤维蛋白降解产物。

02.145　纤溶酶原　plasminogen
血浆纤维蛋白水解酶无活性的前体。

02.146　纤溶酶　plasmin
能专一降解纤维蛋白凝胶的蛋白水解酶。是纤溶系统的一个重要组分。

02.147　纤维蛋白溶解　fibrinolysis
血液凝固过程中形成的纤维蛋白被分解液化的过程。

02.148　纤溶亢进　hyperfibrinolysis
纤维蛋白溶解活性异常增强。

02.149　纤溶酶原激活物　plasminogen activator，PA
存在于血液、体液和组织中，也可由微生物产生的一种丝氨酸蛋白酶。有蛋白水解酶的作用，对纤溶酶原有特异活性，多属丝氨酸蛋白水解酶家族成员。

02.150　组织型纤溶酶原激活物　tissue-type plasminogen activator，t-PA
由血管内皮细胞合成、分泌，存在于机体各种组织内的一种单链糖蛋白。对纤维蛋白有高度亲和力。

02.151　尿激酶型纤溶酶原激活物　urokinase-type plasminogen activator，u-PA
一种丝氨酸蛋白水解酶。主要在生理、病理条件下与细胞分化、迁移、组织重建、细胞周围基质降解有关。

02.152　尿激酶型纤溶酶原激活物受体　urokinase-type plasminogen activator receptor，u-PAR
尿激酶型纤溶酶原激活物的特异性受体。有膜型和可溶性两种。

02.153　纤溶酶原激活物抑制物　plasminogen activator inhibitor，PAI
内皮细胞合成的一种单链糖蛋白。与组织型纤溶酶原激活物一起调节纤溶活性。

02.154　凝血酶活化纤维蛋白溶解抑制物　thrombin activable fibrinolysis inhibitor，TAFI
一种碱性羧基肽酶。由凝血酶–凝血酶调节蛋白复合物激活后可以水解纤维蛋白羧基末端。对纤维蛋白溶解有抑制作用。

02.06.03 抗 凝 系 统

02.155　蛋白 C　protein C
由肝脏合成的一种依赖维生素K的生理性抗凝蛋白。作为一种丝氨酸蛋白酶原存在于血浆中。

02.156　活化蛋白 C　activated protein C
蛋白C被凝血酶与凝血酶调节蛋白组成的复合物所激活后形成的一种强有力的自然抗凝物质。

02.157　蛋白 S　protein S
一种维生素K依赖性抗凝物质。是活化蛋白C的辅因子。

02.158　蛋白 Z　protein Z
一种维生素K依赖的血浆糖蛋白。属于丝氨酸蛋白抑制物家族的成员。

02.159　活化蛋白 C 抵抗　activated protein C resistance，APCR
患者血浆对活化蛋白C抗凝反应低下的一种现象。

02.160　凝血酶调节蛋白　thrombomodulin
一种单链的跨膜糖蛋白。由575个氨基酸组成，与凝血酶结合后改变了凝血酶的促凝作用，转而促进抗凝蛋白的活化。

02.161　抗凝血酶　antithrombin，AT
一种单链α糖蛋白。分子量为58 000，含424个氨基酸残基，由4个氨基葡糖碱基寡糖单位组成。

02.162　组织因子途径抑制物　tissue factor pathway inhibitor，TFPI
控制凝血启动阶段的一种体内天然抗凝蛋白。对外源性凝血途径具有特异性的抑制作用。

02.06.04 病理抗凝物

02.163　抗磷脂抗体　antiphospholipid antibody
体内针对含有磷脂结构的抗原物质的自身抗体。可引起流产、血小板减少和血栓形成等。

02.164　抗心磷脂抗体　anticardiolipin antibody
一种以血小板和内皮细胞膜上带负电荷的心磷脂作为靶抗原的自身抗体。为抗磷脂抗体的一种。

02.165　狼疮抗凝物　lupus anticoagulant
体内针对含有磷脂结构的抗原物质的自身抗体。可与β_2-糖蛋白Ⅰ、凝血酶原及其他带有负电荷的磷脂结合，而使依赖磷脂的凝血试验时间延长。

02.166　循环抗凝物　circulating anticoagulant
血液循环中的抗凝物质。

02.06.05 细 胞 因 子

02.167　细胞因子　cytokine
由基因编码的可溶性细胞产物。以非酶活性、低浓度作用为特点，是细胞间通信的主要媒介之一。通过旁分泌、自分泌或内分泌等方式与相应受体结合，引发胞内信号转导过程，调节细胞的增殖、分化和功能等。

02.168　淋巴因子　lymphokine

一类主要由活化的淋巴细胞产生的细胞因子。

02.169　单核因子　monokine

一类主要由单核细胞和巨噬细胞受抗原刺激后产生的细胞因子。有介导和调节免疫、炎症反应的作用。主要包括白细胞介素、肿瘤坏死因子α、粒细胞集落刺激因子和巨噬细胞集落刺激因子等。

02.170　白细胞介素　interleukin，IL

一类由淋巴细胞、单核细胞及其他非单个核细胞产生的细胞因子。最初发现由白细胞产生，又在白细胞间发挥作用。目前至少发现了38种（IL-1～IL-38），在免疫调节、造血调控及炎症等众多生理病理过程中发挥重要作用。

02.171　集落刺激因子　colony-stimulating factor，CSF

一类能刺激造血干/祖细胞在半固体培养基中形成细胞集落的细胞因子。包含粒细胞集落刺激因子、巨噬细胞集落刺激因子、粒细胞–巨噬细胞集落刺激因子、多重集落刺激因子、红细胞生成素、血小板生成素及干细胞因子等。

02.172　粒细胞集落刺激因子　granulocyte colony-stimulating factor，G-CSF

又称“集落刺激因子3（colony-stimulating factor 3）”。主要由基质细胞（成纤维细胞和内皮细胞）和免疫细胞（单核细胞和巨噬细胞）分泌的糖蛋白因子。来源广泛。调控中性粒细胞的增殖、分化，激活成熟粒细胞功能并减少其凋亡，促进其从骨髓向外周血释放。

02.173　巨噬细胞集落刺激因子　macrophage colony-stimulating factor，M-CSF

又称“集落刺激因子1（colony-stimulating factor 1）”。主要由间质细胞如成纤维细胞、成骨细胞及内皮细胞产生，对单核细胞的增殖、分化及活性维持有重要作用，能够促进其分化为巨噬细胞，促进巨噬细胞的存活和功能，提高抗感染和免疫作用。

02.174　粒细胞–巨噬细胞集落刺激因子　granulocyte-macrophage colony-stimulating factor，GM-CSF

又称“集落刺激因子2（colony-stimulating factor 2）”。由上皮细胞、内皮细胞、成纤维细胞、基质细胞、造血细胞及肿瘤细胞等多种细胞产生的一种蛋白质分子。可促进多种造血细胞如巨噬细胞和中性粒细胞的存活、增殖和分化。

02.175　干扰素　interferon，IFN

一类在机体应对病原体感染或肿瘤细胞过程中释放的细胞因子。最初发现能够干扰病毒的复制、保护细胞免受病毒感染。包括IFN-α、IFN-β、IFN-γ、IFN-ω和IFN-λ。具有高度的种属特异性，在抗病毒、免疫调节及抗肿瘤中发挥作用。

02.176　肿瘤坏死因子　tumor necrosis factor，TNF

一类能引起肿瘤组织坏死的细胞因子。包括TNF-α和TNF-β两类。TNF-α主要由单核巨噬细胞分泌，TNF-β主要由活化的T细胞分泌。不仅有杀伤肿瘤细胞的作用，而且参与免疫调节、发热和炎症发生。

02.177　肿瘤坏死因子β　tumor necrosis factor-β，TNF-β

又称“淋巴细胞毒素（lymphocytotoxin）”。一类由淋巴细胞经抗原或丝裂原刺激活化或在某些肿瘤、自身免疫疾病等情况下分泌的可溶性蛋白质。可抑制肿瘤细胞和病毒感染细胞的生长，或裂解它们。

02.178 转化生长因子 transforming growth factor，TGF

一类可诱导正常细胞表型转化的细胞因子。包括TGF-α和TGF-β。前者由巨噬细胞、脑细胞和表皮细胞产生，可诱导上皮发育。后者包括TGF-β1、TGF-β2和TGF-β3三个亚型，属TGF-β家族，具有调节细胞稳态、分化、凋亡、增殖及免疫调节等功能。

02.179 造血生长因子 hematopoietic growth factor

能在体内、外刺激造血干/祖细胞及各系前体细胞增殖、分化、成熟和释放的细胞因子。主要作用是调节机体的造血功能。包括各种集落刺激因子和红细胞生成素等。

02.180 趋化因子 chemokine

一类分子量为8000～12 000的小分子细胞因子家族蛋白。根据结构可分为CC、CXC、C和CX3C四个亚家族。主要作用是诱导附近反应细胞如白细胞定向迁移，参与炎症反应、血管发生、肿瘤转移等。现已发现50多种人类趋化因子。

02.181 [促]红细胞生成素 erythropoietin，EPO

一种在红系造血中发挥重要作用的细胞因子。主要由肾脏间质细胞合成分泌。能特异性调节红系祖细胞的存活、增殖和分化，刺激红细胞生成，还在多种脏器的缺血缺氧损伤中具有保护作用。

02.182 [促]血小板生成素 thrombopoietin，TPO

巨核细胞生成和血小板生成的最主要细胞因子。能特异性刺激巨核系祖细胞和巨核细胞增殖与分化，调控巨核细胞和血小板生成的各个阶段，对血小板的产生至关重要。

02.183 成纤维细胞生长因子 fibroblast growth factor，FGF

最早从牛垂体中分离出的细胞因子。表达于多种器官组织中。具有促进成纤维细胞有丝分裂、中胚层细胞生长，调控胚胎发育，维持组织稳态，促进血管生成，促进伤口愈合和组织再生等功能。

02.06.06 免疫球蛋白

02.184 免疫球蛋白 immunoglobulin，Ig

具有抗体活性或化学结构上与抗体相似的球蛋白。是一类重要的免疫效应分子，多数为丙种球蛋白，由两条相同的轻链和两条相同的重链以二硫键连接而成。根据其重链C区的氨基酸组成和抗原特异性分为IgG、IgA、IgM、IgD和IgE五类。

02.185 免疫球蛋白 G immunoglobulin G，IgG

重链为γ的免疫球蛋白。是人体含量最多的免疫球蛋白，约占血清免疫球蛋白总量的80%。在适应性免疫中发挥重要作用，是再次免疫应答的主要抗体。是唯一能通过胎盘转移至胎儿的抗体，在新生儿抗感染中起重要作用。

02.186 免疫球蛋白 A immunoglobulin A，IgA

重链为μ的免疫球蛋白。分为两型：血清型，为单体，含量仅次于IgG，免疫作用较弱；分泌型，主要为二聚体，广泛分布于乳汁、唾液、泪液和呼吸道、消化道、生殖道黏膜表面，参与局部黏膜保护，是机体黏膜防御系统的主要成分。

02.187　免疫球蛋白 M　immunoglobulin M，IgM

重链为α的免疫球蛋白。是分子量最大的免疫球蛋白。与B细胞表面结合的是单体，参与构成B细胞受体；分泌于血清中的是五聚体，具有强大的杀菌、激活补体、免疫调理和凝集作用，也参与某些自身免疫病及超敏反应。

02.188　免疫球蛋白 D　immunoglobulin D，IgD

重链为δ的免疫球蛋白。血清含量很低，约占总免疫球蛋白的0.2%，且个体差异较大。可参与构成B细胞受体，也是B细胞分化发育成熟的标志，对抗原和启动抗体合成有关。

02.189　免疫球蛋白 E　immunoglobulin E，IgE

重链为ε的免疫球蛋白。正常人血清中含量最少的免疫球蛋白。主要由呼吸道和消化道黏膜固有层的浆细胞分泌。对嗜碱性粒细胞和肥大细胞具有高度亲和性，促使这些细胞脱颗粒，释放生物活性介质，可引起Ⅰ型超敏反应。

02.190　κ 轻链　kappa light chain

免疫球蛋白轻链的一种类型。根据免疫原性不同将免疫球蛋白轻链分为两型，但每个免疫球蛋白分子上只有一个型别的轻链。人体内κ轻链多肽基因家族位于2号染色体，正常人血清中κ型轻链免疫球蛋白约占65%。

02.191　λ 轻链　lambda light chain

免疫球蛋白轻链的一种类型。根据免疫原性不同将免疫球蛋白轻链分为两型，但每个免疫球蛋白分子上只有一个型别的轻链。人体内λ轻链多肽基因家族位于22号染色体，正常人血清中λ型轻链免疫球蛋白约占35%。

02.192　游离轻链　free light chain

血清中未与重链结合的轻链。包括游离κ轻链和游离λ轻链。正常人血清中游离κ轻链和λ轻链的比值为0.26～1.65。当肾功能受损时，游离轻链显著增加；当患有浆细胞病时，会出现免疫球蛋白单克隆异常增殖，游离轻链κ/λ值异常。

03. 症状与体征

03.001　异食癖　pica

由代谢功能紊乱、心理或精神性疾病等造成的味觉异常和饮食不当。表现为对一些非营养的物质，如泥土、纸片、污物等有摄入嗜好。常见于铁、锌等微量元素缺乏患者。

03.002　酱油色尿　soy sauce color urine

大量红细胞在血管内被破坏后释放游离血红蛋白，经肾脏过滤排出的酱油色尿液。多见于蚕豆病、阵发性睡眠性血红蛋白尿、血型不合输血反应等急性血管内溶血。

03.003　地中海贫血面容　thalassemia face

重型地中海贫血患儿因重度贫血，骨骼发育不良，表现为头大、眼距增宽、马鞍鼻、前额突出等特殊的面容改变。

03.004　反甲　koilonychia

又称“凹甲”“匙状甲”。一种甲畸形。甲

变薄、中央凹陷而四周隆起，呈匙状。常见于缺铁性贫血、冠心病、风湿热、伤寒等。

03.005　光滑舌　smooth tongue
又称“镜面舌（mirror-like tongue）”。舌乳头萎缩消失，上皮全层变薄，舌肌萎缩，舌体较小，舌面光滑呈粉红色或红色的舌象。常见于营养性巨幼细胞贫血、恶性贫血及慢性萎缩性胃炎等。

03.006　牛肉舌　beefy tongue
舌面黏膜呈绛红色，类似新鲜牛肉色泽，丝状乳头、菌状乳头萎缩，舌面干燥，常有细腻的沟纹将舌面分成数个小块的舌象。多见于糙皮病（烟酸缺乏）、营养性巨幼细胞贫血及恶性贫血。

03.007　巨舌　macroglossia
舌组织增生和水肿引起的舌体肿大。常见于血管瘤和淋巴管瘤、神经纤维瘤、甲状腺功能低下、血管神经性水肿、淀粉样变等。

03.008　萎缩性舌炎　atrophic glossitis
全身系统性疾病引起的舌黏膜的萎缩性改变。舌黏膜表面的丝状乳头、菌状乳头相继萎缩消失，舌上皮全层以至舌肌都可能萎缩变薄。

03.009　鼻出血　epistaxis
又称“鼻衄”。以鼻内出血为主要表现的疾病。临床常见的出血症状之一，可由鼻部疾病引起，也可由全身疾病所致。

03.010　牙龈出血　gingiva bleeding
牙龈自发性的或由轻微刺激引起的少量流血。

03.011　皮肤黏膜出血　mucocutaneous hemorrhage
全身性或局限性皮肤黏膜自发性出血或损伤后难以止血的现象。

03.012　瘀斑　ecchymosis
皮肤黏膜出血直径大于5mm的出血点。

03.013　瘀点　petechia
皮肤黏膜出血直径不超过2mm的出血点。

03.014　紫癜　purpura
血液淤积于皮肤或黏膜下，形成的红色或暗红色斑。直径3～5mm。压之不退色。

03.015　血肿　hematoma
由于外力作用导致血管破裂、溢出的血液分离周围组织，形成的充满血液的腔洞。

03.016　血疱　blood blister
含有血液的疱。常呈红色或紫红色，日久也会变成黑色。

03.017　月经过多　hypermenorrhea
月经期出血量多的现象。月经间隔时间及出血时间均规则。

03.018　脏器出血　organ hemorrhage
由外伤或者内脏血管的破裂出血引起的一组症状。

03.019　肝脾[肿]大　hepatosplenomegaly
肝脏和脾脏同时大于正常、肋下可触及的现象。

03.020　肝[肿]大　hepatomegaly
肝脏大小超出正常范围的现象。

03.021　脾[肿]大　splenomegaly
脾脏大小超出正常范围的现象。

03.022　淋巴结病　lymphadenopathy
淋巴结大小超出正常范围的现象。

03.023　牙龈增生　gingival hyperplasia
牙龈组织的细胞成分增多所致的牙龈体积增大。

03.024　疲劳　fatigue
非特异性疲惫感觉。表现为自觉疲劳、肢体软弱无力。

03.025　发热　fever
当感染性或非感染性因素导致体温调节中枢出现功能障碍时，体温调节中枢调定点上移，而引起调节性体温超出正常范围的状况。

03.026　消瘦　emaciation
因疾病或其他因素而出现的体重下降。

03.027　眩晕　vertigo
人体的平衡系统发生障碍，对位向（空间定向感觉）的主观体会错误，导致人体对周围环境空间关系在大脑皮质反应失真，产生的旋转、倾倒及起伏等运动性或位置性错觉。

03.028　盗汗　night sweating
夜间入睡后汗液分泌异常增多的现象。

03.029　胸骨压痛　sternal tenderness
按压胸骨下1/3段时出现明显痛感的现象。

03.030　咖啡牛奶斑　café-au-lait-spot
一种异常色素沉着性皮肤改变。为数毫米至数十厘米大小不同的浅褐色、棕褐色至暗褐色色斑，呈圆形、卵圆形或形状不规则，边界清楚。多见于躯干部、头颈部，可单发或多发。常见于先天性角化不良症、神经纤维瘤病、沃斯顿综合征（Waston syndrome）及共济失调毛细血管扩张症等。

03.031　黄疸　jaundice
胆红素代谢障碍而引起血清胆红素浓度升高，导致巩膜、皮肤和黏膜发黄的症状和体征。常见的有溶血性黄疸、肝细胞性黄疸、胆汁淤积性黄疸、先天性非溶血性黄疸。骨髓原位溶血亦可导致黄疸。

04. 常 用 检 查

04.01　血液常规检查

04.01.01 白细胞检测

04.001　白细胞计数　white blood cell count
用显微镜计数法或血液分析仪检测单位容积外周血液中各类白细胞总数的方法。

04.002　白细胞分类计数　white blood cell differential count
根据外周血液中各类白细胞的特征，用染色涂片显微镜检测法或血液分析仪测定各类白细胞相对比值（百分率）的方法。

04.01.02 红细胞检测

04.003　红细胞计数　red blood cell count
用显微镜计数法或血液分析仪检测单位容积外周血液中红细胞总数的方法。

04.004　红细胞压积　hematocrit，HCT
又称“血细胞比容”。血液中红细胞总体积占全血容积的百分比。

04.005　平均红细胞体积　mean corpuscular volume，MCV

红细胞群体中单个红细胞体积的平均值。

04.006　平均红细胞血红蛋白含量　mean corpuscular hemoglobin，MCH

细胞群体中单个红细胞血红蛋白含量的平均值。

04.007　平均红细胞血红蛋白浓度　mean corpuscular hemoglobin concentration，MCHC

单位体积红细胞平均所含血红蛋白浓度。

04.008　红细胞体积分布宽度　red cell volume distribution width，RDW

由血液分析仪检测获得的反映红细胞体积异质性的参数。用于描述红细胞体积大小的均匀程度。

04.009　红细胞体积分布宽度变异系数　coefficient of variation of RDW，RDW-CV

用于表示红细胞分布宽度的指标。是红细胞在体积分布曲线上一个标准差的分布宽度与平均红细胞体积的比值。

04.010　网织红细胞　reticulocyte

有核红细胞转向完全成熟红细胞的过渡细胞。胞质中残存的嗜碱性物质RNA经煌焦油蓝或新亚甲蓝等碱性染料活体染色后，形成蓝色或紫色的点粒状或丝网状沉淀物。

04.011　网织红细胞血红蛋白　reticulocyte hemoglobin

网织红细胞内血红蛋白的含量。可反映网织红细胞的质量变化。

04.012　网织红细胞成熟指数　reticulocyte maturity index，RMI

使用血液分析仪对网织红细胞内不同的RNA荧光染色强度进行检测并计算得出的参数。

04.013　网织红细胞生成指数　reticulocyte production index，RPI

被测网织红细胞的生成相当于正常人的倍数。是反映骨髓红细胞造血功能的指标。

04.01.03 血小板检测

04.014　血小板体积分布宽度　platelet distribution width，PDW

由血液分析仪检测获得的反映血小板体积异质性的参数。用于描述血小板体积大小的均匀程度。

04.015　平均血小板体积　mean platelet volume，MPV

血液中单个血小板体积的平均值。与血小板数量呈非线性负相关，与血小板功能呈正相关。

04.016　血小板压积　plateletcrit，PCT

血液中血小板总体积占全血容积的百分比。与血小板数量呈正相关，与平均血小板体积呈非线性负相关。

04.017　网织血小板　reticulated platelet

由骨髓新释放入外周血的未成熟血小板。胞质中残留RNA物质。

04.018　血小板计数　platelet count

用显微镜计数法、血液分析仪或流式细胞仪检测获得的单位容积血液中血小板的数量。

04.02 血清生化检测

04.019 羟钴胺 hydroxocobalamin
维生素B_{12}的羟基化活性形式。在人体内易转化成维生素B_{12}的辅酶形式。主要用于治疗维生素B_{12}缺乏症。

04.020 脱铁铁蛋白 apoferritin
尚未与铁结合的铁蛋白。是天然的铁贮存蛋白。

04.021 乳铁蛋白 lactoferrin
一种非血红素铁结合糖蛋白。主要由乳腺上皮细胞表达和分泌。具有广谱抗菌、抗病毒、抗肿瘤、调节免疫等多种生理功能。

04.022 铁蛋白 ferritin
脱铁铁蛋白与Fe^{3+}结合形成的蛋白复合物。是机体主要的铁贮存蛋白，主要存在于血液、肝、脾、骨髓及肠黏膜的单核/巨噬细胞中。

04.023 血清铁 serum iron
血液中与转铁蛋白结合的铁。作为一种转运铁为机体细胞提供可利用的铁。

04.024 血清铁蛋白 serum ferritin
血清中与Fe^{3+}结合的脱铁铁蛋白。人体重要的铁贮存蛋白，也是一种炎症反应蛋白。

04.025 铁结合力 iron-binding capacity
血清中与铁离子实际结合的转铁蛋白含量。

04.026 总铁结合力 total iron-binding capacity
血清中能够与铁离子结合的转铁蛋白总量。反映血清中铁的最大结合能力。

04.03 溶 血 检 测

04.027 直接抗球蛋白试验 direct antiglobulin test
又称“直接库姆斯试验（direct Coombs test）”。通过酶联免疫吸附试验检测红细胞自身抗体的方法。

04.028 间接抗球蛋白试验 indirect antiglobulin test
又称“间接库姆斯试验（indirect Coombs test）”。通过酶联免疫吸附试验检测血浆中红细胞自身抗体方法。

04.029 微量补体溶血敏感试验 micro-complement hemolysis sensitivity test
阵发性睡眠性血红蛋白尿症的特异性检查。利用补体活化导致红细胞被补体攻击溶解的原理，检测阵发性睡眠性血红蛋白尿症患者红细胞膜对补体介导溶血的敏感度。

04.030 红细胞渗透脆性试验 erythrocyte osmotic fragility test
反映红细胞对低渗氯化钠溶液抵抗能力高低的筛查性试验。

04.031 蛇毒因子溶血试验 cobra venom factor hemolysis test
利用蛇毒可以激活血清补体的原理，检测阵发性睡眠性血红蛋白尿症患者红细胞膜对补体介导溶血的敏感度的诊断试验。

04.032 酸化血清溶血试验 acidified-serum hemolysis test
又称“哈姆试验（Ham test）”。利用酸化环境中补体活性增高的原理，检测阵发性睡眠性血红蛋白尿症患者红细胞膜对补体介导溶血的敏感度的诊断试验。

04.033 蔗糖溶血试验 sucrose hemolysis test

利用蔗糖溶液促进补体活性的原理，检测阵发性睡眠性血红蛋白尿症患者的红细胞膜对补体介导溶血的敏感度的筛查性试验。

04.034 衰变加速因子 decay accelerating factor

糖基磷脂酰肌醇锚链蛋白的一种。表达于所有外周血细胞、内皮细胞和各种黏膜上皮细胞表面。红细胞膜上该蛋白缺失或减少使得红细胞易受补体系统攻击而发生溶血。

04.035 血红蛋白电泳 hemoglobin electrophoresis

根据血红蛋白表面电荷及等电点不同导致其在电场中泳动率不同的原理，检测不同组分血红蛋白含量比例及鉴定各种异常血红蛋白（如地中海贫血、异常血红蛋白病）的方法。

04.036 异丙醇试验 isopropanol test

不稳定血红蛋白的筛查性试验。根据不稳定血红蛋白较正常血红蛋白易变性、沉淀原理，观察血红蛋白在异丙醇溶剂中的沉淀现象。

04.037 高铁血红蛋白还原试验 methemoglobin reduction test

葡萄糖-6-磷酸脱氢酶缺乏症的筛查性试验。原理是亚硝酸盐使红细胞中的亚铁血红蛋白氧化成高铁血红蛋白，而葡萄糖-6-磷酸脱氢酶可以通过磷酸戊糖途径生成的还原型烟酰胺腺嘌呤二核苷酸磷酸（NADPH）促进高铁血红蛋白还原成亚铁血红蛋白。可间接反映葡萄糖-6-磷酸脱氢酶活性。

04.038 游离血红蛋白 free hemoglobin

生理情况下血红蛋白存在于红细胞中，当红细胞大量破坏时释放入血浆形成血浆游离血红蛋白。

04.039 结合珠蛋白 haptoglobin

肝脏合成的一种酸性糖蛋白。可以结合血浆中游离血红蛋白形成稳定复合物，并被单核巨噬细胞系统处理。是一种急性期反应蛋白。

04.040 酸化甘油溶解试验 acid glycerol lysis test，AGLT

根据红细胞在固定浓度的甘油溶液中溶解破坏速度不同，以红细胞悬液吸光度降至50%的时间作为衡量红细胞膜缺陷的筛查性试验。

04.041 嘧啶5′-核苷酸酶 pyrimidine 5′-nucleotidase，P5′N

参与红细胞中核糖核酸降解的一种重要酶类。主要功能是清除红细胞成熟过程中核糖核酸的嘧啶类降解产物。

04.042 葡萄糖-6-磷酸脱氢酶 glucose 6-phosphate dehydrogenase，G6PD

红细胞糖代谢磷酸戊糖途径中的一种重要酶类。主要功能是生成潜在抗氧化剂NADPH。

04.043 丙酮酸激酶 pyruvate kinase

红细胞糖代谢过程中的重要酶之一。该酶缺乏导致红细胞能量代谢不足、红细胞寿命缩短，发生非球形红细胞溶血性贫血。

04.044 葡萄糖磷酸异构酶 glucose phosphate isomerase，GPI

红细胞糖代谢过程中的重要酶之一。该酶缺乏的红细胞内葡萄糖-6-磷酸蓄积，能量合成减少，红细胞膜变形性降低而容易被脾脏扣留，导致寿命缩短，发生非球形红细胞溶血性贫血。

04.045　冷凝集素试验　cold agglutinin test
诊断冷凝集素病的一种确证试验。IgM型红细胞自身抗体可在低温下结合红细胞，复温后红细胞发生凝集并溶血。

04.04 止血与血栓检测

04.04.01 血管壁功能检测

04.046　毛细血管脆性试验　capillary fragility test，CFT
又称“束臂试验（tourniquet test）”。通过给手臂局部加压（标准压力）使静脉回流部分受阻，根据一定范围内新出现的出血点数目来评估毛细血管脆性的试验。

04.04.02 血小板相关检测

04.047　血小板聚集试验　platelet aggregation test
检测血小板聚集功能的一种体外试验。在富血小板血浆中加入诱导剂诱导血小板聚集，通过一定手段测定并计算血小板凝集的比例。检测结果以百分数表示。

04.048　血小板相关免疫球蛋白　platelet-associated immunoglobulin，PAIg
又称“血小板相关抗体”。患者体内的自身抗血小板抗体。

04.049　单克隆抗体特异性捕获血小板抗原试验　monoclonal antibody-specific immobilization of platelet antigen test，MAIPA
又称“单克隆抗体血小板抗原固定试验”。检测血小板膜表面蛋白自身特异性抗体的一种方法。

04.050　血小板黏附试验　platelet adhesion test
检测血小板黏附功能的一种体外试验。常用玻璃珠柱法和玻璃滤器法等进行。

04.051　血块收缩试验　clot retraction test，CRT
血小板功能的一种筛选试验。采用全血或血浆（大多采用血浆），在富血小板血浆中加入钙，观察血浆凝块的形成及收缩，检测血浆凝块开始收缩和完全收缩的时间或者血清析出的容积。

04.052　出血时间　bleeding time，BT
将皮肤刺破后，血液自然流出到出血自然停止所需的时间。

04.053　血栓弹力图　thromboelastography
体外检测血液凝固效能的一种方法。

04.04.03 凝 血 检 测

04.054　凝血酶时间　thrombin time，TT
测定在受检血浆中加入标准化的凝血酶溶液后开始出现纤维蛋白丝所需的时间。

04.055　凝血酶原时间　prothrombin time，PT
在缺乏血小板的血浆中加入过量的钙离子和组织凝血活酶，凝血酶原转化为凝血酶，导致血浆凝固所需的时间。

04.056　活化部分凝血活酶时间　activated

partial thromboplastin time，APTT
在体外模拟体内内源性凝血的全部条件（接触因子激活剂、部分磷脂和钙离子），测定血浆凝固所需的时间。

04.057 凝血酶–抗凝血酶复合物测定 thrombin-antithrombin test，TAT
一种反映凝血酶活性的体外试验。

04.058 凝血因子活性测定 coagulation factor activity assay
一种检测血浆中各种凝血因子蛋白水平的体外试验。

04.059 凝血因子抗原测定 coagulation factor antigen assay
一种检测血浆中各种凝血因子抗原水平的体外试验。

04.060 贝塞斯达检测 Bethesda assay
一种定量检测凝血因子Ⅷ抑制物的方法。

04.061 凝血因子XⅢ筛查试验 factor XⅢ screen test
一种在体外筛查凝血因子XⅢ是否异常的试验。

04.062 血管性血友病因子胶原结合试验 von Willebrand factor collagen binding assay，vWF：CBA
一种在体外检测血管性血友病因子与胶原结合能力的试验。

04.063 瑞斯托霉素辅因子活性 ristocetin cofactor activity
一种在体外检测血管性血友病因子结合血小板活性的方法。将固定浓度的瑞斯托霉素加入含有经过甲醛固定的血小板悬液的血浆中，评估血小板聚集。

04.064 血管性血友病因子多聚体分析 von Willebrand factor multimer analysis
一种用聚丙烯酰胺凝胶电泳分析血管性血友病因子多聚体的方法。

04.04.04 抗凝及纤溶检测

04.065 狼疮抗凝物测定 lupus anticoagulant testing
一种体外检测依赖磷脂的凝固时间（如APTT）延长的免疫球蛋白的功能试验。

04.066 α_2抗纤溶酶活性测定 α_2-antiplasmin activity assay
一种体外检测血浆α_2抗纤溶酶（α_2-AP）活性的方法。

04.067 纤溶酶原活性测定 plasminogen activity assay
一种体外检测血浆纤溶酶原活性的方法。

04.068 抗凝血酶活性测定 antithrombin activity test
一种体外检测抗凝血酶活性的方法。

04.069 硫酸鱼精蛋白副凝试验 protamine sulfate paracoagulation test
一种体外检测可溶性纤维蛋白单体与纤维蛋白降解产物复合物的半定量方法。

04.070 血浆游离肝素时间 plasma free heparin time
又称“甲苯胺蓝纠正试验”。一种主要检测血液中是否含有肝素或者类肝素物质的体外试验。

04.071 优球蛋白溶解时间 euglobulin lysis time
一种在体外观察血凝块溶解所需时间的方法。

04.05 血液病理检测

04.05.01 细胞形态学

04.072 骨髓穿刺术 bone marrow aspiration
在无菌操作条件下，对胸骨、髂前上棘或髂后上棘等穿刺部位进行皮肤、皮下组织及骨膜的麻醉，然后利用骨髓穿刺针具刺入骨髓腔内，抽取骨髓液用于细胞形态学、免疫学、遗传学等检查的一种技术。

04.073 外周血涂片 peripheral blood smear
利用推片将抗凝或者未抗凝的外周血涂布在载玻片上，形成头部、体部和尾部分明的“舌形”血膜的一种技术。涂片经过染色后可观察外周血血细胞的形态。

04.074 骨髓涂片 bone marrow smear
将骨髓穿刺所得的未抗凝骨髓液滴于洁净的载玻片上，利用盖玻片等工具使骨髓液在载玻片上形成头、体、尾分布均匀的血膜的一种技术。骨髓涂片可用于形态学、细胞化学及遗传学等检测。

04.075 罗曼诺夫斯基染色 Romanowsky stain
又称“罗氏染色”。由罗曼诺夫斯基创立的用含有高浓度亚甲蓝和伊红的染液进行染色的方法。

04.076 吉姆萨染色 Giemsa stain
一种改良的罗曼诺夫斯基染色方法。染料由天青和伊红组成，经无水甲醇溶解后，可对细胞进行着色。

04.077 瑞特染色 Wright stain
细胞形态学分析最常用的一种染色方法。原理是瑞特染料溶于甲醇后可解离为带负电的伊红和带正电的亚甲蓝离子，细胞内各种成分对伊红和亚甲蓝两种染料的亲和力不同，进而在染色后会呈现不同的颜色，据此对各种细胞进行识别和区分。

04.078 原始细胞 blast cell
一类可以分化为各系成熟阶段细胞的前体细胞。

04.079 有核红细胞 nucleated red blood cell
含有细胞核结构的幼红细胞的总称。包括原始红细胞、早幼红细胞、中幼红细胞和晚幼红细胞。

04.080 原始红细胞 proerythroblast
形态学可辨认的红系最早期细胞。细胞直径15～22μm。胞体呈圆形或椭圆形，可见瘤状凸起。胞质强嗜碱性、呈浓重的油墨蓝色，胞质量少，无颗粒。核质比约0.8，环核有一圈淡染区，胞核呈圆形或椭圆形，常居中，染色质呈均匀的粗颗粒状，核仁1～3个。

04.081 早幼红细胞 basophilic erythroblast
由原始红细胞分化而来的幼稚红细胞。比原始红细胞小，细胞直径10～18μm。胞体呈圆形或椭圆形，有时可见瘤状突起。胞质丰富，嗜碱性较原始红细胞弱。环核淡染区仍存在，胞核居中或偏于一侧，染色质呈颗粒状聚集，核仁消失或残存痕迹。

04.082 中幼红细胞 polychromatic erythroblast
红系细胞在第二次分裂后，由早幼红细胞分化而来的幼稚红细胞。该阶段细胞血红蛋白合成增多，胞质由蓝色变为嗜多色性。细胞直径8～15μm。胞核呈圆形或椭圆形，染色质凝集，呈放射性龟背状排列，核仁消失。

04.083　晚幼红细胞　orthochromatic erythroblast

中幼红细胞继续向下分化形成的幼稚红细胞。细胞直径7～10μm。胞质血红蛋白丰富，颜色由嗜多色性变为粉红色。胞核呈圆形，常偏位，染色质浓集呈墨块状，无核仁。

04.084　原始粒细胞　myeloblast

粒系细胞的前体细胞。细胞直径14～18μm。胞体呈圆形，胞质嗜碱性，呈天蓝色，可见少量嗜天青颗粒。胞核占胞体的绝大部分，染色质细致，可见2～5个核仁。

04.085　早幼粒细胞　promyelocyte

原始粒细胞向下分化形成的幼稚粒细胞。体积较原始粒细胞大，直径12～25μm。胞体呈圆形，胞质嗜碱性，核周出现清晰可辨的高尔基区域，可见少量颗粒较大的紫红色嗜天青颗粒，胞核染色质较原始粒细胞略粗，可见核仁。

04.086　中幼粒细胞　myelocyte

早幼粒细胞向下分化形成的幼稚粒细胞。标志性特征是胞质中含有特异性颗粒，可为嗜中性（颗粒细小，肉眼难辨，呈淡紫色）、嗜酸性（颗粒大且具有折光性，呈橘黄色）或嗜碱性（颗粒大，形状不规则，呈紫黑色），胞核呈圆形或椭圆形、偏位，染色质较早幼粒细胞更粗，一般不见核仁。

04.087　晚幼粒细胞　metamyelocyte

中幼粒细胞向下分化形成的幼稚粒细胞。胞质嗜碱性减弱，充满特异性颗粒。胞核一侧开始凹陷，形成蚕豆形或肾形，胞核凹陷程度大于假设胞核直径的1/2但小于3/4，染色质粗且密、呈小块状聚集，无核仁。根据所含的特异性颗粒不同，又可以分为嗜酸性、嗜碱性及中性晚幼粒细胞。

04.088　杆状核粒细胞　band cell

晚幼粒细胞向下分化形成的细胞。细胞直径10～15μm。胞体呈圆形，胞质内布满较多的特异性颗粒。胞核凹陷程度超过假设胞核直径的3/4，常弯曲成粗细均匀的带状，可呈“S”形、“U”形或“E”形，染色质呈小块状凝集。

04.089　分叶核粒细胞　segmented cell

成熟粒细胞。细胞直径10～15μm，胞体呈圆形。胞核多分为2～5叶，叶与叶之间常有一丝相连，染色质呈块状凝集。分叶时，胞核最窄处必须小于最宽处的1/3。根据胞质内所含颗粒不同，又可分为中性、嗜酸性、嗜碱性分叶核粒细胞。

04.090　原单核细胞　monoblast

由粒-单核祖细胞分化而来。细胞直径10～15μm，胞体呈圆形或不规则形。胞质呈灰蓝色，无颗粒或有少量纤细的嗜天青颗粒。胞核呈圆形或椭圆形，核仁1～3个，常较大，染色质纤细而疏松。

04.091　幼单核细胞　promonocyte

由原始单核细胞分化而来。细胞直径15～25μm，胞体呈圆形或不规则形。胞质较多，呈灰蓝色，可见多少不等纤细的嗜天青颗粒，胞质常有伪足或凸起。胞核呈椭圆或不规则形，可见扭曲、折叠、凹陷或分叶状，染色质呈网状聚集，部分细胞可见核仁。

04.092　原巨核细胞　megakaryoblast

由髓系造血祖细胞分化而来。细胞直径15～30μm，胞体常呈圆形或椭圆形，胞质量较少，呈不均一的深蓝色，边缘可呈伪足状突起，胞质内常无颗粒。胞核呈圆形或椭圆形，有时可为两个，染色质呈较粗的颗粒状，无聚集，可见2～4个核仁或无核仁。

04.093 幼稚巨核细胞 immature megakaryocyte

由原巨核细胞分化而来。细胞直径20～50μm，胞体呈圆或卵圆形。胞质量较多，嗜碱性，常无颗粒或者近核处出现少量紫红色嗜天青颗粒。胞核呈肾形或不规则分叶状，体积较大，染色质粗粒状或凝块状，常不见核仁。

04.094 产板型巨核细胞 thromocytogenic megakaryocyte

有血小板形成的巨核细胞。

04.095 颗粒型巨核细胞 granular megakaryocyte

无血小板形成的成熟巨核细胞。

04.096 裸核型巨核细胞 bare megakaryocytic nuclei

巨核细胞释放血小板后剩余的核结构。无胞质或仅在核周附着少量血小板，染色质粗糙、肿胀。

04.097 幼淋巴细胞 prolymphocyte

形态幼稚的淋巴细胞。细胞直径10～16μm，胞体呈圆形或椭圆形。胞质量较多，弱嗜碱性，核质比较原始淋巴细胞小，染色质较原始淋巴细胞粗糙，核仁常模糊不清或消失。

04.098 红细胞色素不均 anisochromasia

不同红细胞内血红蛋白浓度范围呈现较大差别，染色呈现不均一性的现象。

04.099 嗜碱性点彩 basophilic stippling

红细胞内呈深蓝色的颗粒。大小、数量不等，均匀分布在红细胞内，由核糖体聚集而成。

04.100 棘形红细胞 acanthrocyte

边缘有长短、宽度不一，间距不等的凸起的红细胞。

04.101 球形红细胞 spherocyte

红细胞膜与体积比例失常，由双凹圆盘形变为球形的红细胞。中央淡染区消失，体积变小，呈高色素性。

04.102 破碎红细胞 schistocyte

又称“裂红细胞”。形态不规则，像被撕裂成碎片的红细胞。常为盔形、三角形、刺芒状。

04.103 多色素性红细胞 polychromatic erythrocyte

尚未完全成熟的红细胞。胞体较成熟红细胞偏大，内含有数量不等的RNA，经瑞特或瑞特-吉姆萨染色后，胞质呈灰蓝色。

04.104 椭圆形红细胞 elliptocyte

失去了正常的双凹圆盘形结构，长轴大于短轴两倍的红细胞。

04.105 铅笔样细胞 pencil cell

失去了正常的双凹圆盘形结构，呈铅笔样形态的红细胞。是椭圆形红细胞的变体。

04.106 异形红细胞 poikilocyte

失去了正常的双凹圆盘形结构，形状出现变异的红细胞。可呈泪滴形、椭圆形等。

04.107 正色素性红细胞 orthochromatic erythrocyte

血红蛋白含量在正常范围内的正常成熟红细胞。中央有一个近圆形淡染区，直径约为红细胞直径的1/3。

04.108 低色素性红细胞 hypochromic red cell

血红素生成障碍，所含的血红蛋白量低，导

致中央淡染区扩大的成熟红细胞。

04.109　靶形红细胞　target cell
边缘及中央有血红蛋白着色，而二者之间被淡染区所包围的成熟红细胞。形似箭靶的靶心。

04.110　钝齿状红细胞　echinocyte
周围出现10～30个对称的短而钝圆形凸起的成熟红细胞。呈钝锯齿状。

04.111　泪滴状红细胞　teardrop poikilocyte
具有单个较长的尖端、呈泪滴状或者梨形的成熟红细胞。

04.112　卵圆形红细胞　ovalocyte
失去了正常红细胞的双凹圆盘形结构，但长轴小于短轴两倍的成熟红细胞。呈卵圆形。

04.113　镰状细胞　sickle cell
含有血红蛋白S的红细胞在缺氧环境下，血红蛋白发生聚合、扭转变形，胞体变长、弯曲如镰刀状的成熟红细胞。

04.114　巨幼红细胞　megaloblast
由叶酸、维生素B_{12}缺乏等原因导致细胞DNA合成障碍，胞核发育落后于胞质的各阶段幼红细胞。形态表现为胞体增大、染色质疏松。

04.115　大红细胞　macrocyte
胞体增大，直径大于10μm的成熟红细胞。

04.116　小红细胞　microcyte
胞体减小，直径小于6μm的成熟红细胞。

04.117　嗜碱性点彩红细胞　basophilic stippling cell
由核糖体凝集导致胞质内出现大小不等、分布不均的嗜碱性点状物质的成熟红细胞。

04.118　口形红细胞　stomatocyte
中央有一条裂缝，中央淡染区呈扁平状的成熟红细胞。形似微张的口。

04.119　帕彭海姆小体　Pappenheimer body
在红细胞内观察到的体积较小、数量不等的嗜碱性包涵体。普鲁士蓝染色可见富含铁颗粒。

04.120　豪–乔小体　Howell-Jolly body
幼红细胞或成熟红细胞胞质内的一个或多个直径为1～2μm的紫红色圆形小体。为幼红细胞核破裂溶解不全所致的染色质残余物。

04.121　海因茨小体　Heinz body
由于氧化等因素对血红蛋白造成损害而变性形成的细胞内包涵体。经煌焦油蓝染色后，在红细胞内呈一个或数个1～2μm大小的蓝色且具有折光性的颗粒状小体。

04.122　血红蛋白H包涵体　hemoglobin H inclusion
含有血红蛋白H或其他不稳定血红蛋白的红细胞，经煌焦油蓝染色后，在红细胞内形成的大小不等、分布不均的颗粒状包涵体。

04.123　卡伯特环　Cabot ring
红细胞内由紫红色小颗粒组成的环形或“8”字形物质。

04.124　核右移　right shift
外周血中5叶核中性粒细胞超过中性粒细胞总数3%的现象。

04.125　核左移　left shift
外周血中性粒细胞分叶过少，致杆状核粒细胞增多和（或）出现晚幼粒细胞、中幼粒细胞及早幼粒细胞等幼稚粒细胞数大于中性粒细胞总数5%的现象。

04.126　特殊颗粒　specific granule
粒细胞在分化发育成熟的过程中，自中幼阶段粒细胞开始出现的一种胞质内中性、嗜酸性或嗜碱性颗粒。

04.127　中毒颗粒　toxic granulation
在严重的化脓性感染、恶性肿瘤及急性中毒等情况时，中性粒细胞胞质中出现的增粗、着色深、大小不等及分布不均的颗粒。

04.128　中性粒细胞颗粒减少　hypogranular neutrophil
中性粒细胞胞质内中性颗粒减少2/3以上，出现空白区的现象。

04.129　中性粒细胞颗粒缺失　neutrophil specific granule deficiency
中性粒细胞胞质内中性颗粒明显减少，几乎消失不见的现象。

04.130　杜勒小体　Döhle body
中性粒细胞胞质内呈淡蓝色或灰蓝色，圆形、梨形或云雾状的嗜碱性区域。直径为1～2μm。为核质发育不平衡的表现。

04.131　奥氏小体　Auer rod
又称“棒状小体”。异常髓系细胞胞质中的紫红色细长棒状物质。一条或多条，由嗜天青颗粒融合而成。

04.132　奥–赖畸形　Alder-Reilly anomaly
黏多糖病患者中性粒细胞胞质中含有许多深紫红色、粗大的嗜天青颗粒的现象。为溶酶体不能分解黏多糖所致。

04.133　乔丹异常　Jordan’s anomaly
一种少见的家族性白细胞形态学异常性疾病。特点为中性粒细胞胞质中终身存在空泡。为脂类代谢障碍所致。

04.134　梅–黑异常　May-Hegglin anomaly
各阶段粒细胞胞质内终身含有淡蓝色包涵体的现象。包涵体呈圆形或条状，近似于杜勒小体。

04.135　佩–许畸形　Pelger-Huët anomaly
一种常染色体显性遗传病的表现。中性粒细胞核分叶能力减退，胞核呈圆形或哑铃状、花生状、眼镜鼻夹状等，其间难以形成核丝，而核染色质聚集成块状的现象。

04.136　假性佩–许畸形　pseudo-Pelger-Huët anomaly
粒细胞发育异常的一种形态学表现。在急性髓系白血病、骨髓增生异常综合征、骨髓增生异常/骨髓增殖性肿瘤等情况时，中性粒细胞也可出现核分叶能力减退，形态与佩–许畸形近似，为与之相区别，故称为假性佩–许畸形。

04.137　微小巨核细胞　micromegakaryocyte
巨核细胞发育异常的一种形态学表现。胞体小，直径5～8μm。胞核呈圆形，染色质聚集。胞质量少，边缘可呈不规则状或云雾状。

04.138　淋巴样小巨核细胞　lymphoid micromegakaryocyte
又称“微小巨核细胞”。因胞体小、胞质量少，形态观察极易被误认为淋巴细胞而得名。

04.139　手镜细胞　hand mirror cell
急性淋巴细胞白血病时，涂片中常可见的一类胞核偏位于一侧、胞质于对侧突出呈长条拖尾状的白血病细胞。整体外形酷似带柄的镜子。

04.140　大颗粒淋巴细胞　large granular lymphocyte

胞质内含有数量不等的大嗜天青颗粒的淋巴细胞。

04.141　莫特细胞　Mott cell

因异常免疫球蛋白聚集，胞质内充满淡蓝色或浅红色、大小不等、圆形包涵体的浆细胞。

04.142　伯贝克颗粒　Birbeck granule

在电镜下观察，朗格汉斯细胞胞质内呈板状的细胞器。长190～360nm，有时末端可见囊状扩张，呈网球拍状。

04.143　泡沫状巨噬细胞　foamy macrophage

对细胞外脂质的摄取、胞内的脂质代谢及胞内脂质的外排等发生改变，导致脂质在胞质内大量堆积呈泡沫状的巨噬细胞。

04.144　海蓝组织细胞　sea-blue histiocyte

一种组织细胞。细胞胞体大，直径20～60μm，胞质丰富，含有数量不等、大小不一的海蓝色、蓝绿色颗粒，呈一片海蓝色。

04.145　尼曼–皮克细胞　Niemann-Pick cell

一种组织细胞。细胞胞体大，直径20～100μm，呈圆形、近圆形或不规则形。胞核偏位，胞质丰富，其内充满神经鞘磷脂，染色时因脂质被溶解而呈空泡样，似桑葚状、泡沫状。

04.146　戈谢细胞　Gaucher cell

一种组织细胞。细胞胞体大，直径20～80μm，呈圆形、近圆形或不规则形。胞核偏位，胞质丰富，因含有许多葡萄糖脑苷脂的管状纤维，染色时脂质溶解使胞质内含有大量灰蓝色条索状、洋葱皮状纤维样物质。

04.147　涂抹细胞　smudge cell

细胞涂片中，细胞肿胀、胞体及胞核变大，核染色质结构疏松、不清楚，胞质边界不清、常有丢失的一类细胞。通常为细胞衰老退化所致，也可由推片时细胞机械损伤、细胞固定不佳等原因所致。

04.148　血小板卫星现象　platelet satellitism

血小板聚集于白细胞周围形成一种类似卫星的现象。主要见于中性粒细胞，也可见于单核细胞。

04.05.02　细 胞 化 学

04.149　细胞化学染色　cytochemical stain

以细胞形态学为基础，运用化学反应原理对细胞内的各种化学物质进行定性、定位、半定量分析的方法。

04.150　免疫细胞化学染色　immunocytochemical stain

通过特异性抗原抗体反应，对细胞表达的某种特定抗原进行定位和定量检测的技术。

04.151　铁染色　iron stain

在酸性条件下骨髓中的铁与亚铁氰化钾反应发生普鲁士蓝反应，形成蓝色的亚铁氰化铁颗粒状沉淀，定位于含铁部位的一种染色方法。是检测铁含量水平和环形铁粒幼细胞的一种重要方法。

04.152　过氧化物免疫酶标法　immunoperoxidase technique

过氧化物酶标记抗体与抗原结合，在酶的特异性催化作用下，产生有色产物，进而在显微镜下对抗原进行定位观察的技术。

04.153　碱性磷酸酶抗碱性磷酸酶染色　alkaline phosphatase antialkaline phosphatase stain

免疫组织化学中的一种免疫桥联技术。通过二抗桥联一抗（即针对抗原的特异性抗体）与碱性磷酸酶–抗碱性磷酸酶复合物，并通过碱性磷酸酶催化的显色反应，对待测抗原进行定位或定量分析。

04.154　酸性磷酸酶染色　acid phosphatase stain

血细胞胞质内的酸性磷酸酶在酸性条件下，水解基质液中的磷酸萘酚AS-BI，释放出的萘酚AS-BI与重氮盐偶联形成不溶性的有色沉淀，定位于酸性磷酸酶所在部位的一种染色方法。

04.155　过碘酸希夫染色　periodic acid Schiff stain，PAS stain

过碘酸氧化血细胞内含有乙二醇基的多糖类物质（糖原、糖蛋白等），氧化产生的双醛基可同希夫试剂中的无色品红结合产生紫红色化合物，定位于含有多糖类物质的细胞胞质的一种染色方法。

04.156　髓过氧化物酶染色　myeloperoxidase stain

血细胞胞质内的髓过氧化物酶分解过氧化氢，释放新生氧，进而使二盐酸联苯胺氧化形成金黄色不溶性沉淀，定位于酶所在部位的一种染色方法。

04.157　氯乙酸 AS-D 萘酚酯酶染色　naphthol AS-D chloroacetate esterase stain

血细胞内的氯乙酸AS-D萘酚酯酶水解基质液中的氯乙酸AS-D萘酚，产生的AS-D萘酚与基质液中的重氮盐偶联形成不溶性的有色沉淀，定位于胞质内酶所在部位的一种染色方法。

04.158　甲苯胺蓝染色　toluidine blue stain

细胞中的酸性物质与碱性染料甲苯胺蓝中的阳离子结合而被染色的一种特殊染色方法。主要用于识别嗜碱性粒细胞和肥大细胞，肥大细胞中的肝素、组胺等异染性颗粒经甲苯胺蓝染色后呈紫红色。

04.159　苏丹黑 B 染色　sudan black B stain

利用苏丹黑B这种脂溶性重氮染料，溶解细胞胞质中的脂类结构如中性脂肪、磷脂、糖脂及胆固醇等，将其染成棕黑色或深黑色颗粒，定位于酶所在部位的一种染色方法。

04.160　抗酒石酸酸性磷酸酶染色　tartrate resistant acid phosphatase stain

分别使用含左旋酒石酸和不含左旋酒石酸的基质液对两张细胞涂片进行酸性磷酸酶染色的一种方法。如果血细胞内的酸性磷酸酶抗左旋酒石酸，则两张涂片都呈阳性反应；如果不抗左旋酒石酸，则加左旋酒石酸的为阴性，不加左旋酒石酸的为阳性。

04.161　*α*-丁酸萘酚酯酶染色　*α*-naphthol butyrate esterase stain

血细胞内的*α*-丁酸萘酚酯酶在碱性条件下水解基质液中的*α*-丁酸萘酚，释放出*α*-萘酚，*α*-萘酚与基质液中的重氮盐偶联形成不溶性的有色沉淀，定位于胞质内酶所在部位的一种染色方法。

04.162　中性非特异性酯酶染色　neutral nonspecific esterase stain

主要是指*α*-乙酸萘酚酯酶染色。血细胞内的*α*-乙酸萘酚酯酶在中性条件下将基质液中的*α*-乙酸萘酚水解成*α*-萘酚，后者与基质液中的重氮盐偶联形成不溶性有色沉淀，定位于胞质内酶所在部位的一种染色方法。

04.163　氟化钠抑制试验　sodium fluoride

inhibition test
分别使用含氟化钠和不含氟化钠的基质液对两张细胞涂片进行α-乙酸萘酚酯酶染色，并于油镜下计数100个被检细胞，分别计算抑制前和抑制后的阳性率与阳性积分，评估氟化钠（NaF）抑制率的一种试验。氟化钠抑制率大于50%为抑制。

04.164　过氧化物酶抗过氧化物酶染色
peroxidase antiperoxidase stain
特异性抗体与待测抗原结合，再通过第二抗体与过氧化物酶-抗过氧化物酶复合物结合，通过过氧化物酶参与显色反应而形成有颜色的不溶性沉淀物，进而对抗原进行定位或定量分析的一种免疫组织化学技术。

04.165　中性粒细胞碱性磷酸酶染色
neutrophil alkaline phosphatase stain
最常用的是偶氮偶联法。中性粒细胞碱性磷酸酶主要存在于成熟中性粒细胞中，在pH9.6左右的碱性环境中将磷酸萘酚钠水解成磷酸和芳香萘酚，后者与重氮盐偶联形成不溶性的有色沉淀，定位于胞质内酶所在部位的一种染色方法。

04.166　中性粒细胞碱性磷酸酶积分
neutrophil alkaline phosphatase score，NAP score
在油镜下计数100个成熟中性粒细胞，根据细胞胞质染色的阳性强度（-）、（+）、（++）、（+++）和（++++），分别计0分、1分、2分、3分和4分，100个细胞中阳性细胞的分值总和即为中性粒细胞碱性磷酸酶积分。

04.167　环形铁粒幼[红]细胞　ring sideroblast
经铁染色后，胞质内普鲁士蓝染色阳性的铁颗粒≥5个且围绕核分布1/3及以上的幼稚红细胞。

04.05.03 组织病理学

04.168　骨髓活检术　bone marrow biopsy
使用骨髓活检针在髂后上棘或髂前上棘处穿刺并钻取长度1～2cm的骨髓组织标本进行病理学检查的方法。骨髓活检可观察完整的骨髓组织结构，且在评估骨髓的增生程度、细胞分布、巨核细胞、非造血细胞及间质成分等方面优于骨髓涂片，可弥补骨髓涂片的不足。

04.169　细针穿刺术　fine-needle aspiration
使用细针穿刺病灶，吸取少量细胞成分涂片进行形态学观察的一种方法。细针穿刺是评价患者体表或深部组织病变的一种相对简便、快速、安全、敏感的方法。

04.170　苏木精-伊红染色　hematoxylin and eosin staining，HE staining
又称"HE染色"。是病理检查中最基本、应用最广泛的常规染色方法。是利用碱性的苏木精染液使胞核内的染色质与胞质内的核糖体着紫蓝色，酸性的伊红染料使胞质和胞外基质中的成分着红色的一种染色方法。

04.171　嗜银染色　Gomori staining
使用氨银溶液对网状纤维进行染色的一种方法。基本原理是组织蛋白质与银化合物结合，再经过甲醛还原为金属银而沉积于组织内及表面。染色结果显示网状纤维呈黑色。

04.172　普鲁士蓝染色　Prussian blue staining
用于显示组织中含铁血黄素的一种方法。原理是染液中的盐酸使组织内的高价铁（即三价铁离子）与蛋白质分离，并与亚铁氰化钾作用生成一种不溶解的蓝色化合物即三价铁的亚铁氰化物。是显示组织内三价铁的一种敏感的传统方法。

04.173 刚果红染色 Congo red staining
用于显示淀粉样物质或淀粉样变性的一种染色方法。原理是刚果红作为一种偶氮染料，以氨基和淀粉样物质的羟基进行结合，而平行地附着到淀粉样物质的纤维上，在偏光显微镜下呈特征性的苹果绿色双折光性。

04.174 组织化学染色 histochemistry staining
在形态学基础上，应用某些能与组织或细胞的化学成分进行特异性结合的显色试剂，既可定位显示病变组织、细胞特殊化学成分（如蛋白质、糖类、脂类等），同时又能保存组织原有的形态改变，达到形态与代谢相结合的一种特殊染色方法。

04.175 免疫组织化学染色 immunohistochemical staining
利用免疫学与组织化学相结合的原理，即利用抗原-抗体具有高特异性、高亲和力的特性，以特异性抗体（一抗）与组织中相应抗原反应后，加入酶标记的二抗，结合形成抗原-抗体-酶复合物，用所标记酶的底物与酶反应生成有色产物，通过显微镜观察对组织或细胞中的某种抗原进行定位、定性及相对定量研究的一种技术。

04.176 骨髓增生程度 bone marrow cellularity
骨髓组织中造血细胞与脂肪细胞的相对比例，即造血细胞/（造血细胞+脂肪细胞）的百分比。评估时需结合患者的年龄且避开皮质下低增生区。通常（100–年龄）%±（10～20）%，考虑为该年龄人群的正常骨髓增生程度。以骨髓活检判断最为准确。

04.177 网状纤维 reticulin fiber
由成纤维细胞产生的一种网状结缔组织。在骨髓内形成网络状结构，与网状细胞等共同为造血细胞提供支架作用，需经嗜银染色才可观察。正常骨髓中可见少量短的、纤细的、无交叉的线性网状纤维。

04.178 骨硬化 osteosclerosis
骨髓内新生骨形成并伴有骨小梁增多、增粗、密集或融合的一种组织学表现。

04.179 窦内造血 intrasinusoidal hematopoiesis
巨核细胞和不成熟的粒系细胞、红系细胞等髓系幼稚细胞出现在扩张的骨髓血窦内的一种现象。

04.180 幼红细胞岛 erythroblastic island
多位于血窦附近，由一层或多层幼稚红细胞簇围绕一个或多个巨噬细胞排列构成的幼红细胞集簇。

04.181 幼稚前体细胞异常定位 abnormal localization of immature precursor, ALIP
骨髓增生异常综合征时，骨髓活检中原始粒细胞远离血管和骨小梁表面，而在骨小梁中央呈小簇（3～5个）或簇状分布（5个以上）的一种形态学表现。可通过免疫组织化学CD34染色证实。

04.182 侏儒型巨核细胞 dwarf megakaryocyte
比正常的巨核细胞胞体小、核分叶少的一种巨核细胞形态。

04.183 鹿角样核 staghorn-like nuclei
胞核大、染色质疏松，胞核分叶过多且细长，呈“鹿角样”的巨核细胞胞核。

04.184 气球样核 balloon-shaped nuclei

胞核增大、肿胀、不分叶，呈“气球”样的巨核细胞胞核。

04.185　云朵样核　cloud-like nuclei
胞核增大、肿胀、分叶少，呈“云朵”样的巨核细胞胞核。

04.186　拉塞尔小体　Russell body
浆细胞内质网中免疫球蛋白沉积，进而在胞质中形成的数量、大小不等的嗜酸性折光球形小体。

04.187　达彻小体　Dutcher body
浆细胞核内PAS染色阳性的球形包涵体。通常为单个、较大，本质为免疫球蛋白。

04.188　骨髓转移瘤　metastatic tumor in the bone marrow
原发于髓外的恶性肿瘤从原发部位经过血行或淋巴转移至骨髓，形成与原发肿瘤形态、免疫表型和生物学特性相同的实体性肿瘤。可以是上皮来源、间叶来源或神经外胚层来源等。

04.189　里–施细胞　Reed-Sternberg cell，RS cell
又称“RS细胞”。经典型霍奇金淋巴瘤的肿瘤细胞。也是诊断性细胞，胞体大，胞质丰富，单核、双核、多核或多分叶核，核膜清楚，核内可见单个嗜酸性包涵体样核仁及核周空晕。

04.190　爆米花细胞　popcorn cell
又称“LP细胞（lymphocyte predominant cell）”。结节性淋巴细胞为主型霍奇金淋巴瘤的肿瘤细胞。胞体大，胞质量较少，通常有一个大胞核，胞核常重叠或分叶，甚至呈爆米花样，有多个小的嗜碱性核仁。

04.191　陷窝细胞　lacunar cell
里–施细胞的变异型细胞。由于甲醛固定导致胞质收缩至核膜周围，并呈蜘蛛网样向胞膜延伸，进而形成陷窝状空隙而得名。胞质丰富而空亮，胞核呈分叶状，核仁较经典里–施细胞小。

04.192　木乃伊细胞　mummified cell
又称“干尸细胞”。里–施细胞的一种变异型。是凋亡的里–施细胞，胞质致密，胞核固缩、深染。

04.193　免疫母细胞　immunoblast
B细胞或T细胞在抗原刺激及多种细胞因子的作用下，分化、增殖、转化成浆细胞和致敏淋巴细胞过程中的一种活化的过渡型淋巴细胞。

04.194　中心母细胞　centroblast
初始B细胞经抗原刺激后形成的一种活化的B细胞。胞体大，可见1～3个位于核周的小核仁，主要位于次级淋巴滤泡生发中心的暗区，可进一步分化成熟为中心细胞。

04.195　淋巴上皮病变　lymphoepithelial lesion
三个或三个以上的肿瘤性边缘区细胞聚集在上皮内，并伴有上皮细胞的变形或破坏及嗜酸性变的病理表现。

04.196　滤泡植入　follicular colonization
肿瘤性边缘区细胞侵入反应性淋巴滤泡中，致淋巴滤泡部分或完全破坏的现象。

04.197　生发中心进行性转化　progressively transformation of germinal center，PTGC
淋巴滤泡增生背景上散在的巨大结节性病灶。大小通常为反应性滤泡的两倍以上。由大量小淋巴细胞组成（呈IgM^+、IgD^+的套区细胞免疫表型)，夹杂少量残存的中心细胞、中心母细胞等。

04.198　星空现象　starry sky pattern
巨噬细胞吞噬凋亡细胞及核碎屑后形成的一种组织形态学现象。

04.199　髓外造血　extramedullary hematopoiesis
在一定应激情况下，出生后不再造血的肝、脾及淋巴结等胎儿时期造血器官重新恢复造血，进行骨髓外代偿性造血的现象。

04.200　淀粉样变性　amyloidosis
由多种疾病或不明原因所导致的淀粉样物质沉积于组织或器官，进而导致器官形态改变和功能障碍的一类疾病。可通过刚果红染色诊断。

04.201　骨髓坏死　bone marrow necrosis
由多种原因引起的骨髓组织(包括造血细胞和基质细胞等)不可逆的损伤性病变。镜下呈灶性或片状的嗜酸性无结构物质，有时可见细胞残影和核碎屑。

04.202　红骨髓　red bone marrow
由造血组织和血窦构成的骨髓。呈红色，为终身造血部位。

04.203　黄骨髓　yellow bone marrow
主要由脂肪组织组成的骨髓。呈黄色，一般由红骨髓退化而来。无造血功能，但保留一定程度的恢复造血的潜力。

04.204　朗格汉斯细胞　Langerhans cell
位于皮肤和黏膜部位的一种特殊分化的树突状细胞。激活后，特异性地向T细胞提呈抗原，之后通过淋巴管迁移至淋巴结。

04.05.04 流式细胞术相关

04.205　流式细胞术　flow cytometry，FCM
应用流式细胞仪对悬浮于液流中的单个细胞或其他生物粒子进行多参数定量分析和分选的技术。集单克隆抗体技术、免疫细胞化学、光学和电子计算机等多种学科为一体，在多学科领域的研究中发挥重要作用。

04.206　前向散射　forward scattering，FSC
在入射光正前方检测到的散射光。强弱与细胞大小有关。

04.207　侧向散射　side scattering，SSC
又称“90°散射光”。与入射光垂直方向检测到的散射光。与胞膜、胞质、核膜的折射有关，强弱与胞内异质性和颗粒度有关。

04.208　设门　gating
对流式数据进行图形化分析的一种方法。即选择流式细胞分布图中某一特定细胞群体并对其各个参数进行分析。

04.209　分化抗原　cluster of differentiation，CD
又称“分化簇”“分类决定簇”。血细胞在分化成熟的不同阶段出现或消失的细胞表面分子标志，是胞膜上的一类分化抗原的总称。不同实验室的单克隆抗体所识别的同一分化抗原归为同一个分化簇。分化抗原不仅可作为表面标志用于细胞的鉴定和分离，还广泛参与细胞的生长发育、分化、成熟、迁移和激活等。各种分化抗原分子的组合是细胞免疫分型的依据。

04.210　系别交叉　cross-lineage
又称“跨系抗原表达”。白血病细胞可以表达一个系别以上的抗原标志，是肿瘤细胞抗原紊乱表达的表现。

04.211　系别特异性抗原　lineage specific antigen

仅表达于某一特定系别、具有严格系别意义的抗原。

04.212　异常光散射　abnormal light scatter profile

由肿瘤细胞形态和内部结构异常改变导致的流式检测中出现的前向散射和侧向散射异常。

04.213　白血病相关免疫表型　leukemia-associated immunophenotype，LAIP

白血病细胞有别于正常造血细胞分化抗原的表达模式。可表现为抗原系别交叉、不同步表达、强度改变及细胞散射光异常等。

04.214　光谱重叠　spectral overlap

在流式细胞分析中，当存在两种及两种以上荧光染色时，发射荧光光谱之间存在重叠的现象。可以通过调节荧光补偿来纠正。

04.215　平均荧光强度　mean fluorescence intensity，MFI

用来衡量某一群体细胞荧光强度的指标。是所有细胞的荧光强度总和与细胞数量的比值，适用于正态分布的细胞群体。

04.216　表型漂移　immunophenotype shift

与初诊时相比，治疗后的肿瘤细胞免疫表型发生改变如抗原表达减弱或丢失，或获得新的抗原表达等的现象。

04.05.05　遗传学检测相关

04.217　人类细胞遗传学国际命名体系　International System for Human Cytogenetic Nomenclature，ISCN

由人类细胞遗传学国际命名委员会制定的国际规范。为了简便记述人类染色体及其畸变而提出的统一命名符号和编写术语体系。包括染色体核型、荧光原位杂交、基因芯片、测序等结果的描述规范。

04.218　原位杂交　*in situ* hybridization，ISH

以标记的已知顺序的特定核酸为探针与细胞或组织切片中核酸进行杂交，从而对特定核酸顺序进行精确定量、定位的技术。

04.219　间期原位杂交　nuclear *in situ* hybridization

以标记的已知顺序的特定核酸为探针与间期细胞中核酸进行杂交，从而对特定核酸顺序进行精确定量、定位的技术。

04.220　荧光原位杂交　fluorescence *in situ* hybridization，FISH

利用已知核酸序列作为探针，以荧光素直接标记或先以非放射性物质标记后与靶DNA进行杂交，再通过免疫细胞化学过程连接荧光素标记物，在荧光显微镜下观察杂交信号，从而对标本中待测核酸进行定性、定位和定量分析的技术。

04.221　胞质轻链免疫荧光原位杂交技术　immunofluorescence of the cytoplasmic light chain *in situ* hybridization

免疫组织化学和荧光原位杂交相结合的分析方法。通过荧光标记的抗κ或λ轻链抗体使胞质呈现荧光，从而定位浆细胞，再结合荧光原位杂交方法特异地分析浆细胞的分子细胞遗传学改变的技术。

04.222　多色荧光原位杂交　multiplex fluorescence *in situ* hybridization，M-FISH

应用五种荧光素组合标记24条染色体，制备整套染色体涂抹探针，杂交后通过计算机软件辅助，采用一系列荧光素特异滤光片检测特定颜色的24条染色体异常的技术。

04.223　比较基因组杂交　comparative genomic hybridization，CGH

将肿瘤基因组DNA与正常参照DNA分别以红绿两种荧光素标记后等比混合，再与正常人中期染色体进行杂交，根据染色体上不同荧光强度的比例来定量分析肿瘤全基因组DNA拷贝数增加或丢失的技术。

04.224　光谱[染色体]核型分析　spectral karyotyping，SKY

应用五种荧光素同时标记24条染色体，制备整套染色体涂抹探针，杂交后应用配备有光谱仪、CCD冷式摄像系统和计算机图像处理系统等装置的荧光显微镜检测特定颜色的24条染色体异常的技术。

04.225　染色体脆性　chromosome fragility

细胞有丝分裂过程中，染色体易出现裂隙或不连续间断区的性质。多出现在特异位点，具有遗传特性。

04.226　染色体断裂　chromosome break

染色体臂出现裂开，且宽度大于臂的宽度的现象。

04.227　核型　karyotype

一个细胞中的全部染色体。按其大小、形态特征顺序排列所构成的图像。

04.228　染色体显带　chromosome banding

将染色体标本用荧光染料处理，或通过碱、胰蛋白酶或其他盐溶液处理后，再用吉姆萨染色，使染色体呈现明暗相间或深浅相间带纹的方法。

04.229　G显带　G-banding

将染色体标本用胰蛋白酶处理后，再用吉姆萨液染色，使其呈现深浅相间带纹的一种染色体显带方法。

04.230　R显带　R-banding

又称“反带”。将染色体标本用高温盐溶液处理后，再用吉姆萨染液染色，使其显示出与G显带相反带型的一种染色体显带方法。

04.231　有丝分裂　mitosis

体细胞分裂的基本方式。是一个细胞分裂产生两个在遗传学上与亲代完全相同的细胞的过程。

04.232　有丝分裂率　mitotic rate

反映某一组织或细胞群中细胞增殖程度的参数。可用有丝分裂指数表示，亦可用单位范围内有丝分裂细胞数量表示。

04.233　有丝分裂指数　mitotic index

在某一分裂组织或细胞群中，处于有丝分裂M期的细胞数占其总细胞数的百分数。作为表示细胞繁殖活动程度的指数。

04.234　脱氧核糖核酸指数　DNA index，DI

一组细胞脱氧核糖核酸平均含量与正常细胞相比较的数值。

04.235　显性负效应　dominant negative effect

某些信号转导蛋白突变后不仅自身无功能，还能抑制或阻断同一细胞内野生型信号转导蛋白作用的现象。

04.236　整条染色体涂染　whole chromosome painting

用染色体特异性DNA文库作探针池，用不同荧光涂染整条染色体，从而使待测整条染色体显示荧光信号，根据结果分析诊断的技术。

04.237　部分染色体涂染　partial chromosome painting
用染色体特异性DNA文库作探针池，用不同荧光涂染染色体特异区段，从而使待测染色体特异区段显示荧光信号，根据结果分析诊断的技术。

04.238　非整倍体　aneuploid
体细胞染色体数目（2*n*）非成倍增加或减少，而只是增加或减少一条或多条染色体的细胞、组织和个体。

04.239　复合杂合子　compound heterozygote
在两条同源染色体的相同基因座上有两个突变等位基因的杂合基因型细胞。复合杂合子上的杂合基因与野生型等位基因一起组成一个复等位基因系列。

04.240　同源染色体　homologous chromosome
细胞有丝分裂中期出现的长度和着丝粒位置相同的两条染色体，或减数分裂时看到的两两配对的染色体。一条来自父本，一条来自母本，其形态、大小和结构相同。

04.241　亚二倍体　hypodiploid
比正常二倍体细胞缺少一条或数条染色体的细胞。

04.242　超二倍体　hyperdiploid
比正常二倍体细胞增加一条或数条染色体的细胞。

04.243　DNA纤维原位杂交　DNA fiber *in situ* hybridization
将DNA放置在玻片上制备成DNA纤维，再将标记不同颜色荧光物质的探针与DNA纤维杂交，在荧光显微镜下直接观察探针的位置、方向、距离、顺序、重叠程度等，对呈现不同颜色的结果进行判断、分析的方法。

04.244　费城染色体　Philadelphia chromosome
又称“Ph染色体”。1960年由诺埃尔（Nowell）和亨格福德（Hungerford）在慢性髓细胞性白血病中发现的一条比G组染色体还小的异常染色体。因在美国费城发现而得名。经显带技术证明是由9号和22号染色体平衡易位产生的衍生22号染色体，并形成*BCR-ABL1*融合基因。

04.245　标记染色体　marker chromosome
一个结构重排的染色体。不能被常规显带方法分辨或明确识别发生的结构畸变。

04.246　不明来源的额外物质　additional material of unknown origin
表示附加于染色体区带的未知来源的染色体片段。

04.247　不完整核型　incomplete karyotype
因染色体质量较差，除了列出的畸变外，还有其他不确定的染色体数目或结构畸变，是不能列出全部异常的染色体核型。

04.248　插入　insertion
一条染色体发生两次断裂，两个断裂点之间的片段插入到另一条染色体短臂或长臂中间的过程。插入片段可以在新的位置保持原始方向，也可以保持相反的方向。

04.249　脆性位点　fragile site
染色体在特定位点的断裂或者不连续的间隙。可以以正常变异的形式存在而不出现表型的变异。以共显性孟德尔方式遗传并且可产生如缺失、多辐射型和无着丝粒片段等染色体畸变。

04.250　倒位　inversion
某一染色体发生两次断裂后，两个断裂点之间的片段旋转180°后重接，造成染色体上基因顺序重排的过程。有两种形式，臂内倒位和臂间倒位。前者两个断裂点在同一臂（长臂或短臂）内，后者两个断裂点在两臂之间。

04.251 等臂染色体 isochromosome
在细胞分裂过程中，染色体在着丝粒处发生横裂，形成由两个长臂和两个短臂组成的形态和遗传结构完全相同的新染色体。

04.252 等臂双着丝粒染色体 isodicentric chromosome
两条同源染色体在同一位置发生断裂后，具有着丝粒的两个相同片段的断端相连接，形成的一条具有两个着丝粒的染色体。

04.253 等臂衍生染色体 isoderivative chromosome
由衍生染色体两条相同的臂产生的等臂染色体。

04.254 端粒连接 telomeric association
染色体的端粒相互连接。

04.255 反向原位杂交 reverse *in situ* hybridization
应用待测组织来源的混合DNA探针或使用来自检测组织部分基因组的DNA探针，与正常的参照染色体进行原位杂交的技术。用于检测拷贝数改变及染色体组成性和获得性畸变。

04.256 复杂染色单体互换 complex chromatid interchange
又称“复杂射体”。四条以上的臂参与的染色单体互换。

04.257 干系 stemline
在相关的克隆演变过程中最基本的克隆。

04.258 环状染色体 ring chromosome
染色体长、短臂同时发生断裂，含有着丝粒的片段两断端发生重接，形成的环状的染色体。

04.259 混合型核型 composite karyotype
各种克隆性异常的集合。肿瘤细胞存在核型异质性，不同细胞可具有某些相同的细胞遗传学特征，但又并非见于所有细胞，不能通过对亚克隆描述揭示克隆演变过程。

04.260 姐妹染色单体交换 sister chromatid exchange
同一条染色体上的两条姐妹染色单体在细胞内可自发地或在某些因素作用下在同一位置同时发生断裂，并互换片段后重新接合的现象。

04.261 罗伯逊易位 Robertsonian translocation
又称“着丝粒融合（centric fusion）”。发生于近端着丝粒染色体的一种易位形式。当两个近端着丝粒染色体在着丝粒部位或者着丝粒附近发生断裂后，二者的长臂在着丝粒处接合在一起，形成一条由长臂构成的衍生染色体。

04.262 核内再复制 endoreduplication
在一次细胞分裂时，DNA不是复制一次，而是复制了两次甚至多次，而细胞只分裂了一次的现象。这样形成的两个子细胞都是四倍体。是肿瘤细胞常见的染色体异常特征之一。

04.263 嵌合体 mosaic
体内同时存在两种或两种以上核型细胞系的个体。可以是染色体数目异常、结构异常及数目和结构异常之间的嵌合。

04.264 缺失 deletion
染色体片段的丢失，使位于这个片段的基因也随之发生丢失的现象。按染色体断裂点的数量和位置可分为末端缺失和中间缺失两类。

04.265　三倍复制　triplication
一条染色体上的某一片段增加了两份，使这些片段上的基因也增加了两倍的现象。发生的原因是同源染色体之间的不等交换或染色单体之间的不等交换，以及同源染色体片段的插入等。

04.266　双微体　double minute
染色体外成对出现的无着丝粒的环状DNA分子。无端粒，可自主复制，经常携带癌基因和耐药基因扩增，与基因组不稳定、肿瘤恶性程度及耐药等密切相关。

04.267　双着丝粒染色体　dicentric chromosome
两条染色体同时发生一次断裂后，具有着丝粒的片段的两个断端相连接，形成的一条双着丝粒染色体。

04.268　随体　satellite
位于染色体末端的圆形或圆柱形的染色体片段。通过次缢痕与染色体主要部分相连。主要由异染色质组成，含高度重复的DNA序列，不具有常染色质的功能活性。

04.269　体质性异常　constitutional anomaly
体细胞的染色体出现异常变化。可能表现为染色体数目异常或者结构异常。

04.270　微小无着丝粒断片　minute acentric fragment
一对圆形的染色质球。比无着丝粒片段小，由于染色体臂内发生两次断裂，在两个断端之间的片段从染色体上脱落下来而形成。

04.271　无着丝粒断片　acentric fragment
因为染色体断裂产生的无着丝粒的染色体片段。缺少中心粒，在细胞分化中被丢失。

04.272　相互易位　reciprocal translocation
两条染色体同时发生断裂后相互交换无着丝粒断片形成两条衍生染色体的过程。

04.273　亚末端粒区　subtelomere
邻近端粒的区域。由高度重复的DNA序列组成。

04.274　衍生染色体　derivative chromosome
染色体断裂后形成的畸变染色体。分为平衡衍生染色体和不平衡衍生染色体。

04.275　易位　translocation
一条染色体的断片移接到另一条非同源染色体臂上的一种结构畸变。常见的方式有相互易位、罗伯逊易位和插入易位等。

04.276　着丝粒　centromere
中期染色体的两条姐妹染色单体的连接处。借此将两条染色单体分为短臂和长臂。由高度重复的异染色质组成。

04.277　众数　modal number
细胞中的染色体数目。

04.278　重复　duplication
同源染色体之间的不等交换或者染色单体之间的不等交换，或者同源染色体片段插入等，使一条染色体上某一片段增加了一倍或一倍以上的现象。

04.279　重排　rearrangement
染色体发生断裂后未发生重接或未原位重接时，产生的各种染色体结构畸变。在DNA水平上是发生在重复DNA片段之间的交换。

04.280　重组染色体　recombinant chromosome

结构重排的染色体在减数分裂过程中和正常染色体相对应的片段发生交换，从而产生的由新的片段组成的染色体。

04.281　主系　mainline
同时存在多个细胞系时，生长占优势、百分率高，并且具有最常见核型的细胞系。

04.282　旁系　sideline
同时存在多个细胞系时，主系以外的其他细胞系。

04.283　彗星试验　comet assay
又称“单细胞凝胶电泳实验”。一种在单细胞水平上检测DNA损伤的技术。在电泳时，如果DNA受损，其断裂的碎片将向阳极迁移，形成拖尾，荧光染色后能看见彗星样尾；如果DNA没有损伤，则将停留在原位，无拖尾形成。

04.05.06 分子生物学检测相关

04.284　结构基因组学　structural genomics
以基因组测序为目标，以基因组作图、序列测定、确定基因组成及定位为主要研究任务的学科。

04.285　基因　gene
遗传物质的基本单位。是编码具有功能的RNA或蛋白质多肽链所需的核苷酸序列。

04.286　融合基因　fusion gene
两个或多个基因的全部或部分序列融合而成的一个新的嵌合基因。通常由染色体易位、倒位、部分缺失等所致。

04.287　癌基因　oncogene
能诱导正常细胞恶性转化的基因。绝大多数是由正常的原癌基因突变或过表达转变而来。

04.288　表位　epitope
又称“抗原表位”“抗原决定簇”。抗原分子中可以被抗体特异性识别并结合的区域。

04.289　凋亡　apoptosis
一种程序性细胞死亡。在一系列基因的激活、表达和调控作用下，细胞自主的有序性死亡。病理生理特征包括染色质凝聚和边集化、细胞质减少、核碎裂、形成凋亡小体，最终被其他细胞吞入，不引发炎症。

04.290　可变数目串联重复序列　variable number of tandem repeat，VNTR
广泛存在于人类基因组中具有高度遗传多态性和高度重复性的DNA片段。重复单位长度一般为6～70bp，重复次数为6～100次。重复单位数目的可变性，是其长度多态性形成的主要机制。

04.291　单核苷酸多态性　single nucleotide polymorphism，SNP
基因组特定位点上单个核苷酸改变导致的DNA序列多态性。是人类遗传变异中最常见的一种方式。

04.292　短串联重复序列　short tandem repeat，STR
又称“微卫星DNA”“简单重复序列”。广泛存在于真核生物基因组中具有高度多态性的短的DNA重复序列。通常重复单位长度为2～6bp，重复次数为15～30次。

04.293　多态性　polymorphism
个体间DNA序列中自然发生的变异。导致基因存在两种或多种等位基因形式的遗传差异。

04.294　酪氨酸激酶　tyrosine kinase
催化腺苷三磷酸上磷酸基团转移到蛋白质的酪氨酸残基上的蛋白激酶。

04.295　内部串联重复　internal tandem duplication，ITD
基因内部部分序列的重复。

04.296　人类基因组计划　Human Genome Project，HGP
一项规模宏大、跨国跨学科的科学探索工程。旨在测定人类染色体（指单倍体）中所包含的30亿碱基对组成的核苷酸序列，从而绘制人类基因组图谱，并且辨识其载有的基因及其序列，达到破译人类遗传信息的最终目的。

04.297　限制性内切核酸酶　restriction endonuclease
特异性识别短的DNA序列，并且在识别位点或附近切割双链DNA的一类内切酶。

04.298　限制性片段长度多态性　restriction fragment length polymorphism
同种生物的不同个体由限制性酶切位点上碱基变异导致酶切位点的消失或出现，从而引起不同个体在使用同一限制酶酶切时，DNA片段长度出现差异的现象。

04.299　周期蛋白　cyclin
一类含量随细胞周期进程变化而变化的蛋白质。往往在间期积累，分裂时突然降解，在下一个细胞周期又重复周期性的合成与降解。

04.300　周期蛋白依赖[性]激酶　cyclin-dependent kinase
主要在细胞周期调控中起作用的蛋白激酶。通过与周期蛋白结合确保细胞周期有序进行。

04.301　周期蛋白依赖[性]激酶抑制因子　cyclin-dependent kinase inhibitor
通过直接与周期蛋白依赖激酶或与周期蛋白依赖激酶–周期蛋白复合体结合，抑制周期蛋白依赖激酶的活性，从而阻断或延迟细胞周期的进行，对细胞周期起负调控作用的蛋白。

04.302　转录因子　transcription factor
一种通过与基因上游特异的核苷酸序列结合来调控基因转录的蛋白。

04.303　转染　transfection
将具有生物功能的核酸导入细胞内，并使其在细胞内维持生物功能的过程和技术。

04.304　主要组织相容性复合体　major histocompatibility complex，MHC
由紧密连锁、高度多态的基因位点所组成的染色体上的一个遗传区域。编码的蛋白分布于细胞膜上，参与抗原提呈，在免疫系统中发挥重要作用。依据基因和编码产物结构和功能的差异，MHC分为Ⅰ类、Ⅱ类和Ⅲ类。

04.305　群体反应性抗体　panel reactive antibody
器官/骨髓移植受者体内存在的抗人类白细胞抗原（HLA）抗体。是判断移植受者免疫状态和筛选移植供者的重要指标，与移植排斥反应和存活率密切相关。

04.306　二代测序　next-generation sequencing
又称“大规模平行测序”。对传统桑格（Sanger）测序（一代测序）革命性的改变，核心思想是边合成边测序。一次可以对几十万至数亿条DNA模板同时进行序列测定。

04.307　靶向测序　targeted sequencing
又称"目标区域测序"。利用多重聚合酶链反应（PCR）或杂交捕获的方法对目标基因组区域进行富集并测序的一种技术手段。优势在于有效降低成本、获得更深的覆盖度。

04.308　基因型　genotype
某一生物个体全部基因组合的总称。反映生物体的遗传构成，即从双亲获得的全部基因的总和。

04.309　基因型分型　genotyping
利用生物学技术检查个体脱氧核糖核酸序列的过程，也是将目标序列与另一个体的序列或参考序列进行比对来确定个体基因型差异的过程。

04.310　基因变异　gene variation
基因组DNA分子发生的可遗传的组成或排列顺序的改变。

04.311　等位基因　allele
位于一对同源染色体相同位置或基因座上的基因。可以产生相同或不同的表型性状。

04.312　等位基因变异　allelic variation
等位基因在结构上发生碱基对组成或排列顺序的改变。可通过人群中存在的等位基因数量（多态性）或人群中杂合子的比例（杂合性）来衡量。

04.313　胚系突变　germline mutation
又称"生殖细胞突变"。来源于生殖细胞（精子或卵子）的突变。通常全身所有细胞都带有此种突变，可遗传给后代。

04.314　体细胞突变　somatic mutation
又称"获得性突变"。发生在体细胞内的突变。是在生长发育过程中或者环境因素影响下后天获得的突变，通常只有部分细胞带有此种突变，不遗传给后代。

04.315　纯合子　homozygote
在同源染色体同一位点上的两个等位基因相同的基因型个体。

04.316　杂合子　heterozygote
在同源染色体同一位点上的两个等位基因不同的基因型个体。

04.317　半合子　hemizygote
在一对同源染色体上不成对出现，只存在于其中一条同源染色体上，另一条上没有与其对应的等位基因的基因。

04.318　单核苷酸变异　single nucleotide variant，SNV
又称"单碱基变异"。一个物种中单碱基变异的频率达到一定水平称为单核苷酸多态性，而频率未知或很低就称为单核苷酸变异。

04.319　移码突变　frameshift mutation
DNA序列中插入或缺失一个或多个碱基（非3的整数倍），导致密码子阅读框移位而引起的编码肽链的改变。

04.320　结构变异　structure variation
染色体上发生的大片段的改变。主要包括染色体缺失、重复、易位、倒位，这些改变使染色体上基因的数目或排列顺序发生改变，从而导致生物性状的改变。

04.321　拷贝数变异　copy number variant，CNV
基因组结构变异的一种形式。一般指长度为1kb以上的基因组片段的缺失和（或）重复及其互相组合衍生出的复杂染色体变异。

04.322　生物信息学　bioinformatics
一门利用应用数学、信息学、统计学和计算机科学的方法研究生物系统的规律的学科。

04.323　种群特异性等位基因频率　population-specific allele frequency
在一个种群基因库中，某特定等位基因占该位点全部等位基因数的比例。是群体遗传学的术语，用来显示一个种群中基因的多样性，或者说是基因库的丰富程度。

04.06 免疫学检测

04.324　嗜异性凝集试验　heterophil agglutination test
被检血清与异种动物（如绵羊或马）的红细胞相互作用，根据是否发生凝集来测定血清中嗜异性抗体滴度的一种试验。是传染性单核细胞增多症的辅助诊断试验。

04.325　嗜异性抗体　heterophil antibody
存在于传染性单核细胞增多症患者血清中的IgM抗体。能使绵羊或马的红细胞凝集。

04.326　血清蛋白电泳　serum protein electrophoresis
根据溶液中带电粒子（蛋白质分子）在直流电场作用下向所带电荷相反电极方向移动，所带电荷越大、直径越小或越接近球形则移动越快，来对血清蛋白不同组分进行分离鉴定的技术。

04.327　免疫固定电泳　immunofixation electrophoresis
区带电泳和免疫沉淀试验相结合的一种免疫化学分析技术。可对血清、尿液等样本中的各类免疫球蛋白及轻链进行分型。

04.07 核医学检测

04.328　放射免疫测定　radioimmunoassay
利用特异性抗体与放射性核素标记抗原和非标记抗原的竞争结合反应，通过测定放射性复合物计算非标记抗原的一种超微量分析技术。

04.329　放射性同位素　radioactive isotope
具有放射性的同位素。同位素为原子核内质子数相同，但中子数不同的一类核素。

05. 红细胞系统疾病

05.01 贫　　血

05.001　贫血　anemia
循环血液中红细胞总容量低于同年龄、同性别、同种族、同海拔人群正常值低限的疾病。临床应用红细胞压积、血红蛋白（Hb）浓度和（或）红细胞计数作为贫血指标，最常用Hb浓度表示：成年男性Hb＜120g/L，成年女性Hb＜110g/L，孕妇Hb＜100g/L。

05.002　正常细胞性贫血　normocytic anemia
平均红细胞血红蛋白含量（MCH）、平均红细胞血红蛋白浓度（MCHC）及平均红细胞体积（MCV）均在正常范围内的贫血类型。

05.003　大细胞性贫血　macrocytic anemia
平均红细胞血红蛋白含量（MCH）＞34pg、

平均红细胞体积（MCV）＞100fl、平均红细胞血红蛋白浓度（MCHC）正常的贫血类型。

05.004　小细胞性贫血　microcytic anemia
平均红细胞体积（MCV）＜80fl、平均红细胞血红蛋白含量（MCH）＜27pg、平均红细胞血红蛋白浓度（MCHC）正常的贫血类型。

05.005　小细胞低色素性贫血　hypochromic microcytic anemia
平均红细胞体积（MCV）＜80fl、平均红细胞血红蛋白含量（MCH）＜27pg、平均红细胞血红蛋白浓度（MCHC）＜320g/L的贫血类型。

05.006　幼粒幼红细胞贫血　leukoerythroblastic anemia
外周血白细胞分类出现幼稚粒细胞、有核红细胞的贫血类型。

05.007　增生不良性贫血　hypoplasia anemia
骨髓造血细胞增生程度减低的贫血类型。

05.008　增生性贫血　hyperplasia anemia
骨髓造血细胞增生程度正常/增高，尤其红系造血细胞比例增高的贫血类型。

05.009　生理性贫血　physiologic anemia
孕妇妊娠分娩期或婴幼儿生长发育需要所导致的贫血。并非造血物质不足或骨髓造血功能异常所致。

05.010　失血性贫血　hemorrhagic anemia
脏器发生快速大量出血或长期中度出血导致的贫血。见于严重外伤、急性消化道出血、内脏出血、痔疮出血、妇科出血、外科手术出血等。

05.011　再生障碍性贫血　aplastic anemia
自身免疫、病毒、药物或理化毒物等因素损伤骨髓造血，骨髓增生低下伴多系血细胞减少，骨髓病理无肿瘤细胞浸润和网织纤维增生的贫血。分为先天性和后天获得性两大类。

05.012　红细胞生成刺激剂　erythropoiesis-stimulating agent
能够刺激骨髓红系造血的药物。如红细胞生成素、雄性激素等。

05.013　慢性再生障碍性贫血　chronic aplastic anemia
再生障碍性贫血较常见的一种类型。起病缓、病史长、病程进展较慢，血象指标及骨髓衰竭程度相对较轻。不治疗或治疗无效者随病程延长可进展为输血依赖或重型再生障碍性贫血。

05.014　急性再生障碍性贫血　acute aplastic anemia
简称“急性再障”。骨髓衰竭程度较严重的再生障碍性贫血类型。急性起病，进展迅速，血象指标短期内进行性下降，诊断需排除急性造血功能停滞。

05.015　重型再生障碍性贫血Ⅰ型　severe aplastic anemia-Ⅰ
简称“重型再障Ⅰ型”。骨髓衰竭程度严重，外周血参数明显减低的再生障碍性贫血。符合以下标准中至少两项：①网织红细胞绝对值＜20×10^9/L；②中性粒细胞绝对值＜0.5×10^9/L；③血小板＜20×10^9/L。

05.016　重型再生障碍性贫血Ⅱ型　severe aplastic anemia-Ⅱ
简称“重型再障Ⅱ型”。慢性再生障碍性贫血疾病进展，血细胞参数进一步下降至符合重型再生障碍性贫血标准者。

05.017 极重型再生障碍性贫血 very severe aplastic anemia
中性粒细胞绝对值＜0.2×10^9/L的重型再生障碍性贫血。

05.018 肝炎相关性再生障碍性贫血 hepatitis related aplastic anemia
以急性肝功能严重损伤，非甲型、乙型、丙型肝炎病毒等目前已知肝炎病毒的血清学阴性肝炎为首发表现，在肝功能逐渐好转1～6个月出现进行性血细胞减少、骨髓造血衰竭的再生障碍性贫血。多属于重型/极重型再生障碍性贫血。

05.019 阵发性睡眠性血红蛋白尿症克隆 paroxysmal nocturnal hemoglobinuria clone
起源于造血干/祖细胞的磷脂酰肌醇聚糖A基因获得性体细胞突变，糖基磷脂酰肌醇合成及其锚链的多种膜蛋白在造血分化成熟细胞膜表面表达减少，如粒细胞/单核细胞CD16、CD24缺失及成熟红细胞CD55、CD59缺失的疾病。

05.020 急性造血功能停滞 acute arrest of hematopoiesis
由细菌/病毒感染、药物或理化因素等诱发的一过性骨髓造血衰竭。临床表现类似急性再生障碍性贫血，去除诱因后骨髓造血功能和外周血细胞参数可在1～2个月自行恢复。

05.021 先天性骨髓造血衰竭 inherited bone marrow failure
由胚系基因突变导致的遗传性骨髓衰竭综合征。除造血系统外，机体其他系统组织器官经常表现形态和功能异常。先天性躯体发育畸形、骨髓造血衰竭、高风险血液肿瘤或实体瘤发生是三大临床特征。

05.022 范科尼贫血 Fanconi anemia
DNA损伤修复途径基因缺陷引起的常染色体隐性遗传病。是最常见的先天性骨髓衰竭类型。以贫血为主要表现的骨髓造血衰竭、生长发育和（或）智力迟滞、骨骼和（或）内脏畸形、肿瘤易感性是重要临床特点。

05.023 先天性角化不良 dyskeratosis congenita
端粒调控相关基因突变导致端粒酶复合物功能异常的综合征。为X连锁隐性遗传、常染色体显性或隐性遗传方式。口腔黏膜白斑、皮肤色素沉着、指（趾）甲角化不良和骨髓衰竭是重要临床特征。

05.024 纯红细胞再生障碍 pure red cell aplasia
以骨髓红系造血功能明显低下而粒细胞和巨核细胞造血大致正常为特征的骨髓衰竭。外周血表现为单纯贫血，白细胞和血小板计数基本正常。

05.025 先天性纯红细胞再生障碍 congenital pure red cell aplasia
又称“戴–布综合征（Diamond-Blackfan syndrome）”。常染色体显性遗传或较少见的常染色体隐性遗传导致的纯红细胞再生障碍。婴幼儿期发病，多合并其他先天畸形。

05.026 获得性纯红细胞再生障碍 acquired pure red cell aplasia
原发获得性和继发获得性的单纯贫血伴网织红细胞绝对值减少、骨髓红系缺如的纯红细胞再生障碍。

05.027 原发获得性纯红细胞再生障碍 primary acquired pure red cell aplasia
无明确病因的后天获得性纯红细胞再生障碍。现认为主要与自身免疫有关。

05.028　继发获得性纯红细胞再生障碍　secondary acquired pure red cell aplasia

继发于药物、病毒感染、风湿免疫性疾病、实体瘤、B/T细胞淋巴瘤、造血系统髓系肿瘤、慢性肾病红细胞生成素缺乏、ABO血型不合造血干细胞移植、实体器官移植、妊娠等因素的后天获得性纯红细胞再生障碍。

05.029　溶血　hemolysis

成熟红细胞在循环血液和（或）肝脾单核巨噬细胞系统中过早被破坏的病理现象。

05.030　溶血性贫血　hemolytic anemia

溶血导致的贫血。

05.031　溶血危象　hemolytic crisis

急性溶血发作的重型、多系统表现综合征。可表现为急性高热、腰痛、黄疸、循环血容量不足性休克、少尿、肾衰竭、心功能不全、脑缺氧昏迷等，可危及生命。

05.032　再生障碍危象　aplastic crisis

急性溶血发作导致的骨髓一过性严重抑制现象。产生类似再生障碍性贫血的表现。

05.033　大细胞贫血危象　macrocytic anemia crisis

溶血性贫血病程中由于造血原料，特别是叶酸缺乏而发生的贫血明显加重的现象。患者外周血大红细胞增多，骨髓红系增生旺盛，呈明显巨幼样变形态特征。补充叶酸、维生素B_{12}可及时纠正。

05.034　肌红蛋白尿　myoglobinuria

肌肉组织急性大量破坏而导致肌红蛋白自肾小球滤过经尿液排出，尿液呈棕红色的现象。

05.035　血红蛋白尿　hemoglobinuria

红细胞在循环血液中发生溶血，大量血红蛋白释放入血，经肾小球滤过出现于尿液中的现象。常见于血管内溶血性疾病，如阵发性睡眠性血红蛋白尿症、冷凝集素病、蚕豆病等。

05.036　血管内溶血　intravascular hemolysis

在循环血液中发生的溶血。

05.037　血管外溶血　extravascular hemolysis

在肝脾单核巨噬细胞系统中发生的溶血。

05.038　无效造血　ineffective erythropoiesis

骨髓幼稚阶段红系细胞不能成熟脱核进入循环血液的病理现象。常见于地中海贫血、骨髓增生异常综合征和营养性巨幼细胞贫血。

05.039　原位溶血　hemolysis *in situ*

骨髓幼稚阶段红系细胞在释放入血液循环之前被过度破坏，产生一定程度贫血伴黄疸的病理现象。常见于营养性巨幼细胞贫血、先天性红细胞生成异常性贫血。

05.040　血红蛋白异常　hemoglobin disorder

各种原因引起的血红蛋白质和量的异常。

05.041　不稳定血红蛋白　unstable hemoglobin

由α或β珠蛋白链氨基酸组成改变致使血红蛋白分子结构不稳定的血红蛋白。易发生变性和沉淀，形成红细胞内变性珠蛋白小体（海因茨小体）。

05.042　高铁血红蛋白　methemoglobin

血红蛋白中二价铁氧化成三价铁后无法与氧正常结合的血红蛋白。

05.043　高铁血红蛋白血症　methemoglobinemia

血液中高铁血红蛋白含量大于1%的临床表现。

05.044　中毒性高铁血红蛋白血症　toxic methomoglobinemia

毒物及药物等导致血红蛋白氧化为高铁血红蛋白，从而引起缺氧、发绀等的临床表现。

05.045　硫化血红蛋白血症　sulfhemoglobinemia

血液中硫化血红蛋白含量达到4%，或超过5g/L的临床表现。

05.046　碳氧血红蛋白　carboxyhemoglobin

与一氧化碳结合的血红蛋白。

05.047　遗传性胎儿血红蛋白持续存在　hereditary persistence of fetal hemoglobin

成人红细胞中持续存在过量的胎儿血红蛋白的遗传性综合征。分为缺失型和非缺失型，存在遗传异质性。

05.048　异常血红蛋白病　abnormal hemoglobinopathy

遗传缺陷导致珠蛋白肽链一级结构异常，产生一种或一种以上结构异常血红蛋白的疾病。

05.049　血红蛋白 G　hemoglobin G，HbG

异常血红蛋白的一种。可表现为α或β链异常。

05.050　血红蛋白 F　hemoglobin F

又称“胎儿血红蛋白”。由一对α链及一对γ链组成的血红蛋白（α2γ2）。

05.051　血红蛋白 S　hemoglobin S，HbS

β肽链基因第6位氨基酸由谷氨酸变为缬氨酸的一种异常血红蛋白。

05.052　镰状细胞性状　sickle cell trait

镰状细胞的杂合子状态。呈常染色体显性遗传，生理情况下无贫血表现。

05.053　镰状细胞贫血　sickle cell anemia

镰状细胞的纯合子状态。呈常染色体显性遗传。有5种类型的病理表现：梗死（疼痛）型、再生障碍型、巨幼细胞型、脾滞留型、溶血型。

05.054　血红蛋白 C　hemoglobin C，HbC

β肽链上第6位谷氨酸被赖氨酸替代的异常血红蛋白。

05.055　血红蛋白 D　hemoglobin D，HbD

一组异常的血红蛋白。碱性电泳时位置与HbS相同，而pH6.2琼脂胶电泳时与HbS分离，无溶解度异常，镰变试验阴性。最常见的HbD是β肽链上第121位谷氨酸被谷氨酰胺替代。

05.056　血红蛋白 E　hemoglobin E，HbE

β肽链上第26位谷氨酸被赖氨酸替代的异常血红蛋白。

05.057　血红蛋白 H　hemoglobin H，HbH

β珠蛋白四聚体（β4）。常见于α地中海贫血。

05.058　血红蛋白莱波雷　hemoglobin Lepore

部分δ珠蛋白链和部分β珠蛋白链融合形成的血红蛋白。

05.059　血红蛋白 M　hemoglobin M，HbM

珠蛋白血红素袋周围与铁原子结合的氨基酸突变导致血红素易于氧化成三价铁离子，形成的高铁血红蛋白。

05.060　珠蛋白生成障碍　globin synthesis deficiency

遗传性珠蛋白基因缺陷，导致一种或多种珠蛋白肽链合成不足或缺失形成的临床疾病。

05.061　地中海贫血　thalassemia

又称“珠蛋白生成障碍性贫血”“海洋性贫血”。由珠蛋白生成量不足或缺失引起的一组遗传贫血性疾病。主要有α地中海贫血、β地中海贫血。

05.062　轻型地中海贫血　thalassemia minor
血红蛋白多在90～110g/L的地中海贫血。

05.063　中间型地中海贫血　thalassemia intermedia
血红蛋白多在60～90g/L的地中海贫血。

05.064　重型地中海贫血　thalassemia major
血红蛋白＜60g/L的地中海贫血。伴有典型地中海面容，肝脾巨大，生长发育严重迟缓，继发性铁过载，严重者导致心脏、肝脏、腺体功能受损。

05.065　血红蛋白巴特　hemoglobin Bart，Hb Bart
胎儿期形成的γ肽链四聚体。常见于α地中海贫血。

05.066　α 地中海贫血　α thalassemia
由于α珠蛋白链合成量不足或缺失引起的珠蛋白生成障碍性贫血。

05.067　$α^0$ 地中海贫血　$α^0$ thalassemia
α珠蛋白链完全不能合成的α地中海贫血。

05.068　$α^+$地中海贫血　$α^+$ thalassemia
尚能合成少量α珠蛋白链的α地中海贫血。

05.069　β 地中海贫血　β thalassemia
由β珠蛋白链合成量不足或缺失引起的珠蛋白生成障碍性贫血。

05.070　$β^0$ 地中海贫血　$β^0$ thalassemia
β珠蛋白链完全不能合成的β地中海贫血。

05.071　$β^+$地中海贫血　$β^+$ thalassemia
尚能合成少量β珠蛋白链的β地中海贫血。

05.072　δβ 地中海贫血　δβ thalassemia
由δ珠蛋白及β珠蛋白合成量不足或缺失引起的珠蛋白生成障碍性贫血。

05.073　δ 地中海贫血　δ thalassemia
由δ珠蛋白合成量不足或缺失引起的珠蛋白生成障碍性贫血。

05.074　$(δβ)^+$地中海贫血　$(δβ)^+$ thalassemia
尚能合成少量δ珠蛋白链及β珠蛋白链的珠蛋白生成障碍性贫血。

05.075　$(δβ)^0$ 地中海贫血　$(δβ)^0$ thalassemia
δ珠蛋白链及β珠蛋白链完全不能合成的珠蛋白生成障碍性贫血。

05.076　εβγδ 地中海贫血　εβγδ thalassemia
由ε、β、γ和δ珠蛋白链均合成量不足或缺失引起的珠蛋白生成障碍性贫血。

05.077　红细胞膜异常　red cell membrane abnormality
能够造成红细胞膜结构破坏、细胞形状改变，导致溶血性贫血的遗传性细胞膜蛋白缺陷。

05.078　Rh 缺乏病　Rhnull disease
一种罕见的遗传病。RH30和RH50位点纯合子突变，包括无定型和常规型两种类型。特征是口形红细胞增多和慢性溶血性贫血。

05.079　Rh 缺乏综合征　Rh deficiency syndrome
一种罕见的常染色体隐性红细胞遗传性疾

病。Rh抗原表达缺乏（Rhnull）或者显著降低（Rhmod）。

05.080 棘形红细胞增多 acanthocytosis

外周血涂片出现皱缩、小而致密的红细胞，表面伴有多个细长刺状突起的临床表现。常见于严重肝病和先天性β-脂蛋白缺乏症。

05.081 家族性卵磷脂胆固醇酰基转移酶缺乏症 familial lecithin cholesterol acyltransferase deficiency

一种罕见的常染色体隐性遗传病。α和β卵磷脂胆固醇酰基转移酶活性均缺乏或降低，血浆中未酯化胆固醇升高。以正色素性轻度贫血、角膜混浊、高血压、高甘油三酯血症和蛋白尿，进展为终末期肾病为疾病特征。

05.082 莱文-克里奇利综合征 Levine-Critchley syndrome

一种少见的常染色体隐性遗传病。正常脂蛋白血症性棘形红细胞增多伴有肌萎缩舞蹈病。

05.083 遗传性干瘪红细胞增多症 hereditary xerocytosis

一种罕见的常染色体显性遗传溶血病。红细胞呈脱水状态和渗透脆性的降低，可见到口形红细胞与靶形红细胞。

05.084 遗传性口形红细胞增多症 hereditary stomatocytosis

一种少见的常染色体显性遗传溶血病。外周血涂片可见到较多的口形红细胞。

05.085 遗传性球形红细胞增多症 hereditary spherocytosis

先天性红细胞膜缺陷性溶血病最常见的一种类型。外周血涂片可见到较多的球形红细胞。

05.086 遗传性嗜派洛宁异形红细胞症 hereditary pyropoikilocytosis

又称“遗传性热不稳定性异形红细胞增多症”。一种罕见的常染色体隐性遗传溶血病。外周血涂片可见明显的破碎红细胞、畸形红细胞，红细胞对热敏感（45～46℃即破碎，正常红细胞49℃破碎）。

05.087 遗传性椭圆形红细胞增多症 hereditary elliptocytosis

先天性红细胞膜缺陷性溶血病较常见的一种类型。外周血涂片可见到较多的椭圆形红细胞。

05.088 卵圆形红细胞增多症 ovalocytosis

又称“口形椭圆形红细胞增多症”。以外周血涂片椭圆形红细胞增多为特征的常染色体显性遗传溶血病。

05.089 高磷脂酰胆碱溶血性贫血 high phosphatidylcholine hemolytic anemia

一种罕见的常染色体显性遗传溶血病。以红细胞膜磷脂酰胆碱（PC）和胆固醇增加、磷脂酰乙醇胺（PE）减少、血脂正常为特征。

05.090 先天性β-脂蛋白缺乏症 congenital β-lipoprotein deficiency

又称“巴森-科恩茨威格综合征（Bassen-Kornzweig syndrome）”。一种罕见的常染色体隐性遗传病。以低脂血症、棘形红细胞增多、脂肪吸收不良、视网膜色素变性和运动失调性神经病变为特征。

05.091 糖化肌醇磷脂锚蛋白 glycosylphosphatidylinositol anchor

细胞膜表面由糖基化磷脂酰肌醇连接固定在膜表面的一组蛋白。

05.092 红细胞酶异常疾病 red cell enzyme

disorder
一组由红细胞酶缺乏所致疾病的总称。

05.093　遗传性红细胞酶病　hereditary erythrocyte enzyme disease
一组由红细胞酶缺乏引起的先天性溶血性疾病。是遗传性溶血性贫血三大病因之一。

05.094　先天性非球形红细胞溶血性贫血　congenital non-spherocytic hemolytic anemia
又称“遗传性非球形红细胞溶血性贫血”。绝大多数红细胞酶病的共同表现。以黄疸、脾肿大和慢性血管外溶血为特征。

05.095　蚕豆病　favism
由葡萄糖-6-磷酸脱氢酶缺乏引起的溶血性贫血的一种类型。平时无明显症状，食用蚕豆后数小时或数天内诱发急性血管内溶血发作。

05.096　葡萄糖-6-磷酸脱氢酶缺乏症　glucose-6-phosphate dehydrogenase deficiency
因红细胞内葡萄糖-6-磷酸脱氢酶缺乏（G6PD）引起红细胞寿命缩短而发生的溶血性疾病。是最常见的红细胞酶异常溶血病。是一种X连锁遗传病，有多种变异型。

05.097　2, 3-二磷酸甘油酸变位酶缺乏症　2, 3-diphosphoglycerate mutase deficiency
红细胞酶缺乏导致的常染色体隐性遗传溶血病。红细胞2，3-二磷酸甘油酸水平下降导致红细胞能量代谢障碍。

05.098　5′-核苷酸酶缺乏症　5′-nucleotidase deficiency
由红细胞5′-核苷酸酶缺乏导致的一种常染色体隐性遗传溶血病。为轻到中度溶血性贫血。5′-核苷酶活性减低也可继发于重金属中毒、地中海贫血等疾病。

05.099　丙酮酸激酶缺乏症　pyruvate kinase deficiency
由红细胞酶缺乏导致的一种常染色体隐性遗传溶血病。丙酮酸激酶缺乏导致红细胞能量代谢障碍，发生非球形红细胞溶血性贫血。

05.100　谷氨酰胺–半胱氨酸合成酶缺乏症　glutamyl-cysteine synthetase deficiency
由红细胞谷氨酰胺–半胱氨酸合成酶缺乏导致的常染色体隐性遗传病。为轻到中度溶血性贫血。成年时出现进行性脊髓小脑变性症状，男性还有肌无力、腱反射消失、语言断续等症状。

05.101　谷胱甘肽*S*转移酶缺乏症　glutathione *S*-transferase deficiency
由红细胞酶缺乏导致的一种常染色体隐性遗传溶血病。谷胱甘肽*S*转移酶严重缺乏导致谷胱甘肽与多种生物异源物质形成硫醚键功能下降，毒性产物容易蓄积。

05.102　谷胱甘肽过氧化物酶缺乏症　glutathione peroxidase deficiency
由红细胞谷胱甘肽过氧化物酶缺乏导致的一种常染色体隐性遗传溶血病。也可以无明显临床症状，但药物可诱发急性血管内溶血。

05.103　谷胱甘肽还原酶缺乏症　glutathione reductase deficiency
由红细胞谷胱甘肽还原酶缺乏导致的一种溶血病。分遗传性与继发性两种。遗传性谷胱甘肽还原酶缺乏症为常染色体显性遗传、慢性溶血。可伴有血细胞减少、智力发育不全、肌强直、白内障等。继发性谷胱甘肽还原酶缺乏症（核黄素缺乏型），在氧化性药物等诱因下可发生溶血。

05.104　谷胱甘肽合成酶缺乏症　glutathione synthetase deficiency

由红细胞谷胱甘肽合成酶缺乏导致的一种常染色体隐性遗传溶血病。临床表现为仅有溶血性贫血，或溶血合并多系统异常，如5-羟脯氨酸尿、严重代谢性酸中毒、中枢神经系统功能障碍、感染等。

05.105　己糖激酶缺乏症　hexokinase deficiency

由红细胞己糖激酶缺乏导致的一种常染色体隐性遗传溶血病。表现为中重度溶血，有半数病例伴有其他先天性缺陷如多发性畸形、隐性糖尿病、范科尼贫血等。

05.106　磷酸丙糖异构酶缺乏症　triosephosphate isomerase deficiency

由磷酸丙糖异构酶缺乏导致的常染色体隐性遗传的多系统疾病。临床特点为重度溶血，伴神经、肌肉系统症状，易早亡。

05.107　磷酸甘油酸激酶缺乏症　phosphoglycerate kinase deficiency

由磷酸甘油酸激酶缺乏导致的X染色体隐性遗传的多系统疾病。可有溶血、肌病、神经系统异常等。

05.108　磷酸果糖激酶缺乏症　phosphofructokinase deficiency

由磷酸果糖激酶缺乏导致的常染色体隐性遗传的多系统疾病。可分为四型：酶活力下降但无临床症状、单纯肌病症状、单纯溶血症状、伴肌病的溶血性贫血。

05.109　磷酸果糖醛缩酶缺乏症　phosphofructosyl aldolase deficiency

由磷酸果糖醛缩酶缺乏导致的一种常染色体隐性遗传溶血病。

05.110　磷酸己糖激酶缺乏症　phosphohexokinase deficiency

由磷酸己糖激酶缺乏导致的一种常染色体隐性遗传溶血病。

05.111　葡萄糖磷酸异构酶缺乏症　glucose phosphate isomerase deficiency

由葡萄糖磷酸异构酶缺乏导致的常染色体隐性遗传的多系统疾病。表型多样化，溶血程度差异大。部分患者除慢性溶血性贫血外，还伴有智力障碍等神经系统病症，也是胎儿水肿的少见原因之一。

05.112　醛缩酶缺乏症　aldolase deficiency

由醛缩酶缺乏导致的常染色体隐性遗传的多系统疾病。除溶血性贫血外，还可伴神经肌肉系统症状，表现为智力障碍、畸形、糖原贮积症、横纹肌溶解症、多关节弯曲症等。

05.113　甘油醛-3-磷酸脱氢酶缺乏症　glyceraldehyde-3-phosphate dehydrogenase deficiency

罕见的由甘油醛-3-磷酸脱氢酶缺乏所致的溶血性贫血。红细胞甘油醛-3-磷酸脱氢酶活力下降红细胞电泳图谱也可显示6区带缺乏。

05.114　烯醇酶缺乏症　enolase deficiency

罕见的由烯醇酶缺乏所致的溶血性贫血。与转移性肿瘤、自身免疫病、缺血和细菌感染有关。

05.115　腺苷三磷酸酶缺乏症　adenosine triphosphatase deficiency

罕见的由腺苷三磷酸酶缺乏引起非球形红细胞溶血性贫血的不规则常染色体显性遗

传病。

05.116 腺苷酸激酶缺乏症 adenylate kinase deficiency

由腺苷酸激酶缺乏导致的常染色体隐性遗传的多系统疾病。除溶血性贫血，半数病例伴有智力障碍、运动障碍等。

05.117 免疫性溶血性贫血 immune hemolytic anemia

自身红细胞抗体介导的红细胞破坏加速而引起的一组溶血性贫血。根据抗体结合红细胞最适温度可分为温抗体型和冷抗体型两大类。

05.118 温抗体型自身免疫性溶血性贫血 warm active antibody autoimmune hemolytic anemia

与红细胞最适反应温度为35～40℃的自身抗体称为温抗体，由温抗体介导的溶血性贫血。

05.119 伊文思综合征 Evans syndrome

既有抗自身红细胞抗体，又有抗自身血小板抗体（甚至白细胞抗体），进而同时出现溶血性贫血和血小板减少（或全细胞减少）的一种溶血性疾病。

05.120 温冷双抗体型自身免疫性溶血性贫血 mixed warm and cold antibody autoimmune hemolytic anemia

体内既有自身红细胞温抗体（多为IgG），又有自身红细胞冷抗体（多为IgM）的自身免疫性溶血性贫血。

05.121 冷抗体型自身免疫性溶血性贫血 cold active antibody autoimmune hemolytic anemia

与红细胞最适反应温度为30℃以下的自身抗体为冷抗体，由冷抗体介导的溶血性贫血。包括冷凝集素介导的冷凝集素病及多-兰抗体介导的阵发性冷性血红蛋白尿症。

05.122 冷凝集素 cold agglutinin

一种IgM型冷抗体。在20℃以下（特别是4℃）最易与红细胞结合介导溶血。

05.123 多-兰抗体 Donath-Landsteiner antibody

一种特殊的IgG型冷抗体。在0～4℃时与红细胞膜上的P抗原结合，并吸附补体，但不溶血。当温度升至37℃时，抗体诱发的补体激活而致溶血，介导阵发性冷性血红蛋白尿。

05.124 冷凝集素病 cold agglutinin disease

一种少见的特殊类型的自身免疫性溶血性贫血。单克隆IgMκ冷抗体活化补体后介导的溶血，骨髓/外周血$CD20^+Ig\kappa^+$单克隆B细胞惰性克隆性增生，但是骨髓免疫病理、全身放射学筛查未能确诊淋巴瘤、实体瘤等病因学证据。

05.125 冷凝集素综合征 cold agglutinin syndrome

由特定病因如支原体感染、病毒感染、自身免疫性结缔组织病、淋巴浆细胞肿瘤、实体瘤等引起的，以冷抗体介导的自身免疫性溶血性贫血伴有肢体末端暴露部位红细胞凝集、微循环障碍而成发绀表现的综合征。

05.126 阵发性冷性血红蛋白尿症 paroxysmal cold hemoglobinuria

一种罕见于成人的自身免疫性溶血性贫血。由多-兰抗体引起补体介导的溶血。特征是患者遇冷后反复出现大量溶血。

05.127 阵发性睡眠性血红蛋白尿症 paroxysmal nocturnal hemoglobinuria，PNH

一种起源于造血干/祖细胞基因突变的后天获得性溶血病。血管内溶血及血红蛋白尿发作、骨髓造血衰竭、静脉血栓风险是主要临床特征。

05.128　阵发性睡眠性血红蛋白尿–再生障碍性贫血综合征　paroxysmal nocturnal hemoglobinuria-aplastic anemia syndrome

长期阵发性睡眠性血红蛋白尿症发作可导致骨髓造血功能低下，演变为具有再生障碍性贫血病理特点的综合征。

05.129　红细胞物理损伤　physical damage of erythrocyte

高温、烧伤、放射线引起的红细胞损伤。

05.130　微血管病性溶血性贫血　microangiopathic hemolytic anemia

红细胞在高剪切应力下通过部分阻塞的血管或异常的血管表面时发生破碎和溶血导致的贫血。

05.131　溶血尿毒症综合征　hemolytic uremic syndrome

各种原因引起的溶血性贫血、急性肾功能不全、血小板减少等综合征。

05.132　溶血肝功能异常血小板减少综合征　hemolysis，elevated liver function and low platelet count syndrome，HELLP syndrome

简称“HELLP综合征”。一种严重威胁生命的妊娠期并发症。主要表现为子痫、溶血、肝功能异常和血小板减少。

05.133　行军性血红蛋白尿　march hemoglobinuria

高强度、长时间体力运动导致红细胞机械力破坏而引起的血红蛋白尿。

05.134　瓣膜相关溶血性贫血　valve-related hemolytic anemia

发生于心脏人工瓣膜更换后，当红细胞通过人工瓣膜或其周围的湍流时，受到剪切应力的作用被破坏而引发的溶血病。

05.135　感染引起的溶血性贫血　hemolysis due to infection

机体感染微生物后通过直接侵入或损伤、产生溶血毒素等多种机制导致的溶血病。

05.136　巴尔通体病　bartonellosis

人体经白蛉叮咬后，杆状巴尔通体感染红细胞导致的溶血。主要表现为溶血和秘鲁疣。

05.137　新生儿溶血病　hemolytic disease of newborn

经胎盘传播的母体免疫球蛋白IgG抗体与胎儿红细胞上不同于母体（即遗传父系所得）的抗原结合，导致胎儿和（或）新生儿红细胞寿命缩短的一种疾病。

05.138　新生儿 ABO 血型不合溶血病　ABO blood group incompatibility hemolytic disease of the newborn

O型孕妇产生能经过胎盘传播的IgG型抗A或抗B红细胞抗体，传播给A型或B型婴儿，通过非补体介导的吞噬作用破坏新生儿红细胞的溶血病。

05.139　Rh 血型不合溶血病　Rh blood group incompatibility hemolytic disease

胎儿的D抗原阳性红细胞通过胎盘进入Rh阴性母体血液，使母体产生抗D抗体，当致敏的D抗原阴性妇女再次怀有D抗原阳性的胎儿时，迅速产生大量抗D抗体，从而引起新生儿红细胞破坏的溶血病。

05.140　药物性溶血　drug-induced hemolysis
由特定药物引起的红细胞损伤后溶血。可分为药物氧化性溶血、药物免疫性溶血和非免疫性溶血三类。

05.141　先天性红细胞生成异常性贫血　congenital dyserythropoietic anemia
一类罕见的以红系无效造血、骨髓幼红细胞形态异常及组织内铁蓄积为特征的遗传性难治性贫血。

05.142　营养性贫血　nutritional anemia
由叶酸、维生素B_{12}、铁等营养物质缺乏引起的红细胞及血红蛋白合成不足所致的贫血。

05.143　缺铁性贫血　iron deficiency anemia
由铁缺乏导致的小细胞低色素性贫血。

05.144　缺铁性吞咽困难综合征　sideropenic dysphagia syndrome
又称"普卢默-文森综合征(Plummer-Vinson syndrome)"。由于长期铁缺乏，咽喉部黏膜萎缩使环状软骨后区形成蹼状物，从而导致吞咽困难的综合征。

05.145　巨幼细胞贫血　megaloblastic anemia
一组DNA合成障碍所致的贫血。出现巨幼细胞是这一组疾病的形态学特征。最常见原因是叶酸及维生素B_{12}缺乏。

05.146　巨幼细胞贫血危象　megaloblastic anemia crisis
一种由组织内叶酸或维生素B_{12}严重缺乏引起的贫血危象。

05.147　混合性营养性贫血　mixed nutritional anemia
由叶酸和（或）维生素B_{12}、铁等营养物质同时缺乏引起的巨幼细胞贫血合并缺铁性贫血。

05.148　内因子　intrinsic factor
胃底黏膜的壁细胞合成和分泌的一种糖蛋白。与维生素B_{12}结合形成内因子-维生素B_{12}复合物，能够抵抗胃的消化，促进回肠吸收和摄取维生素B_{12}。

05.149　恶性贫血　pernicious anemia
胃黏膜由自身免疫损伤、胃黏膜萎缩等原因，导致胃底壁细胞分泌内因子减少，从而影响维生素B_{12}吸收而引发的巨幼细胞贫血。

05.150　慢性肝病贫血　anemia of chronic liver disease
继发于各种慢性肝脏疾病的贫血。原因包括红细胞寿命缩短、造血原料缺乏、消化道出血、炎性因子对骨髓造血的抑制等。

05.151　骨髓病性贫血　myelophthisic anemia
骨髓被恶性肿瘤或其他异常细胞浸润及肉芽和（或）纤维组织大量增生等原因，使骨髓结构破坏而影响红系造血所致的贫血。

05.152　慢性肾病贫血　anemia of chronic renal disease
红细胞生成素(EPO)水平不足导致的贫血。通常发生在慢性肾病加重伴有肌酐清除率减低时。肾病或透析治疗带来的系统性炎症在发病中也起作用。

05.153　慢性病贫血　anemia of chronic disease
又称"炎症性贫血(anemia of inflammation)"。慢性感染、炎症性疾病和某些肿瘤等原因相关的轻至中度的贫血（血红蛋白70～120g/L）。贫血是由于炎性细胞因子直接或间接地抑制红细胞生成。特点是血清铁水平降低，铁结合力减低而铁蛋白正常或增高。

05.154　铁粒幼细胞贫血　sideroblastic anemia

由各种原因引起的血红素合成障碍和铁利用不良导致的一组异质性疾病。特征是骨髓中有大量的环形铁粒幼细胞，红系无效造血，组织铁增加及外周血红细胞呈现小细胞低色素。

05.155　遗传性铁粒幼细胞贫血　hereditary sideroblastic anemia

由先天性基因异常导致的铁粒幼细胞贫血。最多见的是由X连锁的红细胞内δ-氨基-γ-酮戊酸（ALA）合成酶基因突变导致，有常染色体隐性遗传模式和线粒体肌病合并环形铁粒幼细胞贫血方式。

05.156　骨髓–胰腺综合征　bone marrow-pancreatic syndrome

由线粒体DNA缺失或重排所致的遗传性铁粒幼细胞贫血。常伴有代谢性酸中毒、共济失调和胰腺外分泌障碍等。

05.157　获得性铁粒幼细胞贫血　acquired sideroblastic anemia

由后天继发因素导致的铁粒幼细胞贫血。常见诱因包括骨髓增生异常综合征、药物、酒精、毒物（如铅）、锌或铜缺乏等。

05.158　铁代谢异常　iron metabolism abnormalities

铁在生物体内的吸收、转运、分布、储存、利用、转化及排泄过程出现异常，导致机体出现的铁缺乏或铁过载。

05.159　储存铁　storage iron

主要储存于铁蛋白和含铁血黄素的铁。当身体需要时，铁蛋白内的铁仍可动用为功能铁。

05.160　铁缺乏　iron deficiency

体内储存铁减少或缺乏，但血清铁浓度、转铁蛋白饱和度及血红蛋白正常的状态。

05.161　缺铁性红细胞生成　iron deficiency erythropoiesis

体内储存铁缺如，血清铁浓度及转铁蛋白饱和度减低但尚未贫血的状态。

05.162　转铁蛋白饱和度　transferrin saturation

血清铁与转铁蛋白结合能力的比值。即血清铁除以总铁结合力的百分比。

05.163　先天性转铁蛋白缺乏症　congenital transferrin deficiency

一种极为罕见的常染色体隐性遗传病。患者血浆中缺少或缺乏转铁蛋白，导致小细胞低色素性贫血，以及在肝、脾和胰腺等脏器中出现大量铁沉积。

05.164　铁负荷过多性贫血　iron overload anemia

由于红细胞或血红蛋白先天性生成异常或获得性改变，红细胞寿命缩短，致无效红细胞于体内大量破坏而导致的贫血。血红蛋白中的铁以含铁血黄素形式再分布或沉积于组织中。

05.165　铁过载　iron overload

由大量输血、病理性肠道铁过度吸收、骨髓无效造血等多种病理机制导致铁广泛沉积于人体多种器官和组织的实质细胞内，常伴有纤维组织显著增生，导致多脏器功能损害的病理状态。

05.02 红细胞增多症

05.166 红细胞增多症 polycythemia，erythrocytosis

各种原因引起的红细胞容量的增多。包括原发性红细胞增多症和继发性红细胞增多症。

05.167 假性红细胞增多症 pseudoerythrocytosis

由脱水等原因引起血浆容量减少，导致的红细胞计数或血红蛋白水平增高。红细胞总量并未增多，白细胞、血小板计数正常。

05.168 原发性红细胞增多症 primary polycythemia

红系造血祖细胞的体细胞突变或生殖系突变，导致红系造血祖细胞对红细胞生成素反应增强，红系过度增殖的疾病。包括真性红细胞增多症和原发性家族性红细胞增多症。

05.169 家族性红细胞增多症 familial erythrocytosis

又称“楚瓦什红细胞增多症（Chuvash polycythemia）”。发生于楚瓦什人群（伏尔加河中部流域–土耳其裔俄罗斯隔离部落），因*VHL*基因突变，导致红系造血祖细胞对红细胞生成素超敏感，红细胞数量及比容增高，而红细胞生成素水平正常或增高的疾病。

05.170 继发性红细胞增多症 secondary erythrocytosis

由病理或生理性红细胞生成素水平升高导致红系增生，红细胞数量与容积增加的一组疾病。包括因组织缺氧引起的反应性代偿性红细胞增多症和非代偿性红细胞增多症。

05.171 特发性红细胞增多症 idiopathic polycythemia

除真性红细胞增多症和有明确病因的继发性红细胞增多症，未发现明确致病原因的红细胞增多症。

05.03 铁代谢异常

05.172 血色病 hemochromatosis

机体原发性或继发性铁过载导致的多脏器损伤病理综合征。如皮肤色素沉着、骨关节酸痛、内分泌腺体功能减退、肝纤维化（甚至肝硬化）、心功能不全、心律失常、继发性糖尿病等。

05.173 遗传性血色病 hereditary hemochromatosis

常染色体隐性或显性遗传病。由于*HFE*基因等突变，转铁蛋白–转铁蛋白受体系统的机制紊乱，导致肠道铁吸收过多，机体铁过载引起多脏器损伤的疾病。

05.174 继发性血色病 secondary hemochromatosis

继发于反复大量红细胞输注，骨髓无效造血、铁利用障碍等导致肠道铁吸收过多引起机体铁过载导致多脏器损伤的疾病。

05.175 含铁血黄素沉着症 hemosiderosis

一组不明原因的组织出血后，红细胞被巨噬细胞吞噬形成含铁血黄素沉着于出血器官组织中的疾病。常见于肺，也可见于肝脏、脑等部位。

05.176 含铁血黄素尿 hemosiderinuria

游离血红蛋白被肾小管上皮细胞重吸收并

降解，生成含铁血黄素，上皮细胞脱落随尿排出导致的疾病。

05.177　特发性肺含铁血黄素沉着症　idiopathic pulmonary hemosiderosis

一种少见的发病机制未明的铁代谢异常疾病。特点为广泛弥漫的肺毛细血管出血，肺泡中有大量的含铁血黄素沉着，并伴有缺铁性贫血，最终导致肺间质纤维化。临床表现为反复发作的咯血、气促和贫血。

05.04 卟　啉　病

05.178　卟啉病　porphyria

血红素生物合成途径中酶缺陷，导致该反应过程中间代谢产物生成过量并蓄积，引发神经系统症状和（或）光敏性皮肤损害症状的一组代谢性疾病。多为遗传病。

05.179　迟发性皮肤卟啉病　porphyria cutanea tarda

由肝脏尿卟啉原脱羧酶（UROD）活性缺乏所致的卟啉病。中年或晚年发病，多为常染色体显性遗传，或由获得性酶抑制物引起，表现为双手背及其他暴露部位皮肤出现慢性疱样皮损，是最常见的卟啉病。

05.180　混合型卟啉病　mixed porphyria，variegated porphyria

又称“杂色卟啉病”。是由位于线粒体内的原卟啉原氧化酶（PPO）缺乏引起的卟啉病。为常染色体显性遗传。表现为脑脊髓与交感神经系统症状及疱样皮肤损害。

05.181　急性间歇性卟啉病　acute intermittent porphyria

由位于细胞质的卟胆原（PBG）脱氨酶（PBGD）部分缺乏引起的卟啉病。为常染色体显性遗传。多急性发作，并表现为神经系统症状。

05.182　先天性红细胞生成性卟啉病　congenital erythropoietic porphyria

又称“冈瑟病（Gunther disease）”。由尿卟啉原Ⅲ合成酶（UROS）缺乏所致的常染色体隐性遗传性卟啉病。表现为儿童早期明显的慢性、严重光敏感和溶血性贫血。

05.183　重型5-氨基酮戊酸脱水酶缺乏症　severe ALA dehydratase deficiency

由5-氨基酮戊酸脱水酶（ALAD）活性严重缺乏所致的卟啉病。为常染色体隐性遗传病。表现为腹痛、呕吐、指端疼痛及运动神经病等，属卟啉病罕见类型。

05.184　遗传性粪卟啉病　hereditary coproporphyria

由位于线粒体的粪卟啉原氧化酶（CPO）缺乏引起的卟啉病。为常染色体显性遗传。表现为脑脊髓与交感神经系统症状及疱样皮肤损害。

05.185　原卟啉病　protoporphyria

又称“红细胞生成性原卟啉病”。亚铁螯合酶活性部分缺乏所致的常染色体隐性遗传病。表现为儿童早期非疱性皮肤光敏损害，原卟啉性肝病为其致命性并发症。

06. 白细胞数量及功能异常性疾病

06.01 白细胞数量异常性疾病

06.01.01 中性粒细胞数量异常性疾病

06.001 类白血病反应 leukemoid reaction
某些因素刺激机体的造血组织引起中性粒细胞增多或者核左移，出现的类似白血病的表象。

06.002 中性粒细胞减少症 neutropenia
外周血中性粒细胞计数小于同年龄组正常值低限（成人低于2.0×10^9/L）的疾病。

06.003 中性粒细胞增多症 neutrocytosis
年龄大于1个月的儿童和各年龄组成人外周血中性杆状核和分叶核粒细胞计数大于7.5×10^9/L或小于1个月的婴儿计数大于26×10^9/L的疾病。

06.004 慢性中性粒细胞减少症 chronic neutropenia
由遗传、感染等因素导致的持续性中性粒细胞计数低于2.0×10^9/L的疾病。包括多种不同类型的中性粒细胞减少症，如家族性中性粒细胞减少症（常染色体显性遗传）、家族性良性中性粒细胞减少症（常染色体显性遗传）、婴幼儿慢性良性中性粒细胞减少症等。

06.005 慢性中性粒细胞增多症 chronic neutrocytosis
骨髓内中性粒细胞前体细胞由于长期刺激（炎症、糖皮质激素、粒细胞集落刺激因子等）后增殖，导致外周血中性粒细胞持续增多的疾病。

06.006 周期性中性粒细胞减少症 cyclic neutropenia
一种病因尚未明确的以周期性发作性严重中性粒细胞减少为特征的良性血液病。发作周期平均为21（12～35）天。其中约1/3的患者有家族史，呈常染色体显性遗传。

06.007 先天性中性粒细胞减少症 congenital neutropenia
一种遗传方式不明确的先天性中性粒细胞减少性疾病。常表现为出生后即中性粒细胞缺乏、严重的细菌感染，骨髓表现为髓系增生伴成熟障碍，中位生存时间为3岁。

06.008 施–戴综合征 Shwachman-Diamond syndrome，SDS
一种以干骺端软骨发育不良、矮小症、胰腺外分泌缺陷和中至重度中性粒细胞减少为特征的常染色体隐性遗传病。远期高危发生骨髓衰竭和白血病转化。

06.009 肝豆状核变性 hepatolenticular degeneration
又称“威尔逊病（Wilson disease）”。一组以青少年发病为主的常染色体隐性遗传病。由先天性铜代谢障碍导致。表现为肝损害、锥体外系症状、角膜色素环（K-F环）等，伴有血浆铜蓝蛋白减少和氨基酸尿症。

06.010 原发性脾中性粒细胞减少症 primary splenic neutropenia
一组多种原因导致的表现为骨髓粒系高度增生、中性粒细胞减少和脾肿大三联征的疾病。中性粒细胞减少可能与脾肿大相关，计数为轻中度减少（1.0×10^9/L～2.0×10^9/L），感染等相关临床表现不明显。

06.011　费尔蒂综合征　Felty syndrome
一种罕见的自身免疫病。特征性的三联征为中至重度粒细胞减少甚至缺如、脾肿大和类风湿关节炎，外周血及细胞内免疫复合物及中性粒细胞膜上IgG增多。不足1%的类风湿关节炎患者发展为此病。

06.01.02 嗜酸性粒细胞数量异常性疾病

06.012　嗜酸性粒细胞增多症　eosinophilia
外周血嗜酸粒细胞计数＞0.5×10^9/L的临床表现。

06.013　高嗜酸性粒细胞增多症　hypereosinophilia
间隔1个月以上，2次检查外周血嗜酸性粒细胞计数＞1.5×10^9/L和（或）骨髓嗜酸性粒细胞比例≥20%和（或）组织病理证实有嗜酸性粒细胞广泛浸润的疾病。

06.014　特发性高嗜酸性粒细胞增多症　idiopathic hypereosinophilia
非克隆性、无明确继发及反应性的高嗜酸性粒细胞增多症。不伴有组织器官功能损害。

06.015　继发性高嗜酸性粒细胞增多症　secondary hypereosinophilia
由明确病因导致的高嗜酸性粒细胞增多症。如药物过敏，寄生虫、真菌感染，过敏性疾病，皮肤病，自身免疫病，肺部感染，胃肠道疾病和肿瘤性疾病等。

06.016　高嗜酸性粒细胞增多综合征　hypereosinophilic syndrome
高嗜酸性粒细胞增多症同时伴有组织器官功能损害，如纤维化、皮肤损伤、神经系统功能障碍或血栓形成/栓塞的病理状态。

06.017　特发性高嗜酸性粒细胞增多综合征　idiopathic hypereosinophilic syndrome
非克隆性、无明确原因的继发及反应性高嗜酸性粒细胞增多症。伴有组织器官功能损害，如纤维化、皮肤损伤、神经系统功能障碍或血栓形成/栓塞。

06.018　嗜酸细胞性筋膜炎　eosinophilic fasciitis
一种继发性嗜酸性粒细胞增多伴发前臂、大腿、小腿、手足僵硬、疼痛和肿胀，以及全身不适、发热、虚弱等症状，病理表现为筋膜炎症、水肿、增厚及纤维化的一组疾病。

06.019　嗜酸细胞肉芽肿　eosinophilic granuloma
朗格汉斯细胞增多症的一种表现。为孤立性组织细胞的非肿瘤性质的异常分化，肉芽肿内可见大量朗格汉斯细胞。侵犯部位多为骨骼和肺。

06.020　嗜酸细胞性胃肠炎　eosinophilic gastroenteritis
一种不明原因的胃肠道弥漫或局限性嗜酸性粒细胞浸润、胃肠道水肿增厚的炎症。常伴有外周血嗜酸性粒细胞增多。胃肠道浸润部位可以从咽部到直肠（包括胆囊、肝脏），常见于胃和小肠。

06.021　嗜酸性粒细胞减少症　eosinopenia
嗜酸性粒细胞计数＜0.01×10^9/L的临床表现。多见于糖皮质激素、肾上腺素等药物治疗或急性感染性疾病活动期患者，罕见于嗜酸性粒细胞过氧化物酶缺陷症，导致骨髓及外周血嗜酸性粒细胞缺乏。

06.022　木村病　Kimura disease
一种病因不明的少见炎症性疾病。表现为局部的慢性肉芽肿性疾病，常见头、颈部无痛性皮下结节及淋巴结肿大，患者外周血及病变组织中以嗜酸性粒细胞及肥大细胞增生为主。

06.01.03 其他白细胞数量异常性疾病

06.023　传染性单核细胞增多症　infectious mononucleosis
由EB病毒引起的急性自限性感染性疾病。具有发热、咽峡炎和淋巴结肿大三联征的一组疾病。经口或飞沫传播，可合并肝脾肿大、外周血淋巴细胞及异形淋巴细胞增高。

06.024　传染性淋巴细胞增多症　infectious lymphocytosis
由病毒引起的常见于儿童的自限性感染性疾病。特征为外周血白细胞计数增多，以淋巴细胞增多为主，临床症状较轻且为非特异性，部分无症状或仅检查时发现。

06.025　窦组织细胞增生伴巨大淋巴结病　sinus histiocytosis with massive lymphoadenopathy
又称“罗萨伊–多尔夫曼病（Rosai-Dorfman disease）”。一种块状淋巴结肿大的疾病。为组织细胞于淋巴结窦内非恶性增殖所致。表现为双侧颈部淋巴结无痛性肿大及全身多处皮下结节，呈自限性。

06.02 白细胞功能异常性疾病

06.02.01 中性粒细胞功能异常性疾病

06.026　慢性肉芽肿病　chronic granulomatosis
X连锁遗传或常染色体隐性遗传性白细胞吞噬功能异常性疾病。临床上以反复发生严重感染及形成肉芽肿为特点。

06.027　白细胞异常色素减退综合征　Chediak-Higashi syndrome
罕见的常染色体隐性遗传病。溶酶体转运调节蛋白功能障碍导致病变细胞的胞内颗粒融合异常。中性粒细胞杀菌和脱颗粒异常导致反复化脓性感染；黑色素颗粒分布异常导致白化症；血小板贮存池缺陷易出血；NK细胞功能缺陷易发生噬血细胞综合征。

06.028　GM1神经节苷脂贮积症　GM1 gangliosidosis
一种常染色体隐性遗传溶酶体贮积病。由β-半乳糖苷酶缺陷造成GM1神经节苷脂及相关的糖复合物在溶酶体内贮积，导致溶酶体膨胀、细胞破坏和器官功能障碍。临床特征为进行性中枢神经障碍，类似黏多糖贮积症Ⅰ型的骨骼畸形。

06.029　溶酶体贮积病　lysosomal storage disease
一组婴幼儿和青少年多见的遗传性代谢病。多数是溶酶体中酸性水解酶缺陷所致，部分是溶酶体酶定位，激活蛋白、膜蛋白、胆固醇及其他脂质的转运缺陷所致，不能降解的底物在溶酶体内贮积，细胞功能受到严重影响。

06.030　神经鞘脂贮积症　sphingolipidosis
一组主要影响中枢神经系统的遗传性脂质

代谢紊乱疾病。包括神经节细胞增多症、戈谢病和尼曼–皮克病等。由于降解鞘脂所需的溶酶体酸性水解酶缺陷或缺少，不同的鞘脂在溶酶体中贮积，引起中枢神经系统及其他组织病变。

06.031　惰性白细胞综合征　lazy leukocyte syndrome

又称“中性粒细胞麻痹”。一种严重的中性粒细胞减少症。为中性粒细胞的趋化功能障碍影响其由骨髓移行到外周血中，致粒细胞减少及功能异常的综合征。患者易反复感染。

06.032　遗传性中性粒细胞分叶过多症　hereditary hypersegmentation of neutrophils

一种常染色体显性遗传病。5叶核以上的中性粒细胞比例增高，杂合患者多高于10%，纯合子可高于14%，正常人在10%以下。

06.02.02　淋巴细胞及免疫缺陷疾病

06.033　胸腺发育不全　thymic hypoplasia

又称“22q11.2微缺失综合征”。22q11.2染色体片段缺失引起胚胎发育早期位于第三、第四咽弓的头神经嵴细胞迁移和分化异常，导致的胸腺、甲状腺发育障碍，T细胞免疫功能缺陷。常伴有上腭、心脏和颜面畸形。染色体片段的缺失多数属于新生突变，可能与胚胎发育时期的环境影响因素有关，少部分是常染色体显性遗传。

06.034　重症联合免疫缺陷　severe combined immunodeficiency

一组兼有抗体免疫缺陷和细胞免疫缺陷临床表现的疾病。呈常染色体隐性或X连锁遗传。多在婴幼儿期反复出现严重且不可控制的细菌感染、真菌感染和（或）病毒感染。早期骨髓移植是挽救性治疗措施。

06.035　选择性免疫球蛋白缺陷　selective immunoglobulin deficiency

B细胞分化异常导致的一种或少数几种同型免疫球蛋白缺陷。常染色体显性或隐性遗传、X连锁遗传方式均可见。

06.036　获得性免疫缺陷综合征　acquired immunodeficiency syndrome

又称“艾滋病”。一种由人类免疫缺陷病毒（HIV）引起的以机会性感染和机会性肿瘤为特征的传染病。主要通过性接触、血液、母婴进行传播。

06.037　原发性免疫缺陷病　primary immunodeficiency disease

免疫系统的一种或多种组分缺陷引起的一组多样性的免疫缺陷临床综合征。主要涉及B细胞、T细胞、NK细胞、吞噬细胞、补体成分等，婴幼儿、儿童期发病，易发生各种感染并伴有自身免疫病和炎症反应。

06.038　新生儿暂时性低丙种球蛋白血症　transient hypogammaglobulinemia of infancy

免疫球蛋白的发育迟于正常新生儿，导致的体内丙种球蛋白低下的疾病。具有自限性，男女均可发病，2～4岁可达到正常的免疫球蛋白水平。不是严格意义上的免疫缺陷病。

06.039　格里塞利综合征　Griscelli syndrome

一种罕见的常染色体隐性遗传病。特征表现为细胞毒作用损伤为主的免疫失调，易反复发作化脓性感染和病毒感染，眼皮肤白化病、血小板功能异常和神经系统累及也较常见。

06.040　X 连锁无丙种球蛋白血症　X-linked agammaglobulinemia

一种常见的原发性体液免疫缺陷病。*BTK*基因缺陷导致骨髓B细胞发育停滞在前B细胞阶段前。男性患儿血液或淋巴组织中只有少数B细胞，甚至无B细胞，扁桃体缺如，淋巴结无生发中心和浆细胞，血清中各类免疫球蛋白缺乏，但细胞免疫功能正常。

06.041　低丙种球蛋白血症　hypogammaglobulinemia

先天性或获得性的部分或全部类型的血清免疫球蛋白水平低于正常人的疾病。大多数低丙种球蛋白血症患者有反复感染、生长发育不良、自身免疫病的病史。

06.042　高免疫球蛋白 D 综合征　hyper-IgD syndrome

由*MVK*基因突变所致的一种常染色体隐性遗传性自身炎症反应综合征。以周期性发热、IgD水平升高及白细胞增多症为特征。

06.043　高免疫球蛋白 E 综合征　hyper-IgE syndrome

一种少见的常染色体显性遗传或散发的多系统免疫缺陷性疾病。以湿疹、反复皮肤和肺部感染、高血清IgE水平和嗜酸性细胞增多，伴随结缔组织和骨骼异常为特征。

06.044　高免疫球蛋白 M 综合征　hyper-IgM syndrome

一种罕见的原发性免疫缺陷病。多为X染色体连锁遗传，少数为常染色体隐性或显性遗传。通过影响B细胞激活、系列转换重组及体细胞高突变基因突变致病。主要表现为反复发生感染，血清IgG、IgA和IgE水平低下或测不出，而IgM水平正常或增高。

06.045　共济失调毛细血管扩张症　ataxia telangiectasia

一种由常染色体隐性遗传的多系统损伤性疾病。致病基础是细胞周期检查点蛋白激酶缺陷。特征性表现为免疫缺陷（细胞免疫和体液免疫均可受累）、进行性小脑性共济失调、皮肤和眼部毛细血管扩张。

06.046　普通变异型免疫缺陷病　common variable immunodeficiency

一种较常见的原发性免疫缺陷病。由T细胞辅助刺激因子及肿瘤坏死因子受体超家族13B、13C和CD19表达缺失或低表达所致。以反复发作的细菌感染、低丙种球蛋白血症、抗体应答下降为特征。

06.047　威–奥综合征　Wiskott-Aldrich syndrome，WAS

全称“威斯科特–奥尔德里奇综合征”。一种罕见的X连锁疾病。为WAS蛋白的基因无义突变所致。典型表现为血小板减少、血小板体积减小、湿疹、反复感染、免疫缺陷，自身免疫病和恶性肿瘤的发病率较高。

06.048　腺苷脱氨酶缺乏症　adenosine deaminase deficiency

腺苷脱氨酶基因缺陷使脱氧腺苷三磷酸积累，抑制核糖核苷还原酶，进而抑制细胞DNA合成，T细胞和B细胞数量减少及功能降低，产生T细胞和B细胞联合免疫缺陷，形成的严重联合免疫缺陷。

06.049　髓过氧化物酶缺乏症　myeloperoxidase deficiency

一种罕见的遗传性吞噬细胞内髓过氧化物酶缺陷引起的免疫缺陷病。可呈常染色体隐性遗传或继发于其他疾病。中性粒细胞完全缺乏髓过氧化物酶、过氧化氢卤化物系统的杀菌活力，对化脓性细菌和真菌易感性增加，表现为反复感染，可有发热、皮肤黏膜损害等表现。

06.050　布卢姆综合征　Bloom syndrome

又称"面部红斑侏儒综合征"。一种常染色体隐性遗传病。为*BLM*基因突变所致染色体断裂和重排，导致DNA修复功能缺陷。主要特征是身材矮小、光过敏，易感染及早发肿瘤风险，血清免疫球蛋白减少。

06.051　遗传性系统性淀粉样变性　hereditary systematic amyloidosis

一种常染色体显性遗传病。免疫球蛋白轻链、前白蛋白或载脂蛋白等淀粉样蛋白在组织和器官中发生细胞外沉积，破坏多系统多脏器细胞和器官功能。常见受累器官有心脏、肾脏、胃肠、肝脏等，受累组织则以神经、皮肤、舌、淋巴结等较常见。

06.02.03　单核巨噬细胞疾病

06.052　戈谢病　Gaucher disease

一种罕见的常染色体隐性遗传病。溶酶体内酸性β-葡萄糖苷酶缺陷导致葡萄糖脑苷脂贮积在多器官的单核巨噬细胞系统，骨髓、肝、脾、淋巴结病理组织中见到洋葱皮样形态学特征的戈谢细胞。

06.053　尼曼–皮克病　Niemann-Pick disease

一种常染色体隐性遗传性糖脂代谢性疾病。导致鞘磷脂异常沉积于单核巨噬细胞和神经系统，病理组织学可见大量含有神经鞘磷脂的泡沫样组织细胞。

07. 髓 系 肿 瘤

07.01　骨髓增殖性肿瘤

07.001　骨髓增殖性肿瘤　myeloproliferative neoplasm，MPN

一组起源于造血干细胞，以髓系造血细胞一系或多系克隆性过度增殖为特征的疾病。2016版世界卫生组织（WHO）骨髓增殖性肿瘤（MPN）分型将其分为7类疾病：慢性髓细胞性白血病（CML）、慢性中性粒细胞白血病（CNL）、真性红细胞增多症（PV）、原发性骨髓纤维化（PMF）、原发性血小板增多症（ET）、慢性嗜酸性粒细胞白血病（CEL）、骨髓增殖性肿瘤不能分类型（MPN，U）。

07.002　慢性髓细胞性白血病　chronic myelogenous leukemia，CML

又称"慢性粒细胞白血病"。起源于多能干细胞的骨髓增殖性肿瘤。发病与22号染色体及9号染色体相互易位形成Ph染色体和*BCR-ABL*融合基因相关。常以外周血白细胞异常升高、脾肿大为特征。

07.003　慢性髓细胞性白血病慢性期　chronic phase of chronic myelogenous leukemia

骨髓增殖性肿瘤的早期阶段。常常特指慢性髓细胞性白血病自然病程的早期阶段，大多数患者诊断时处于该期。主要表现为疲乏、消瘦及脾肿大引起的不适，外周血或骨髓中以较成熟的粒细胞增生为主，原始细胞$<10\%$。

07.004　慢性髓细胞性白血病加速期　accelerated phase of chronic myelogenous leukemia

骨髓增殖性肿瘤由慢性期进展为急性白血病期的过渡阶段。常常特指慢性髓细胞性白血病的加速期，疾病逐渐出现不可控的表现，在Ph染色体基础上出现克隆演变，原有治疗丧失疗效，外周血或骨髓原始细胞增加但尚未达到急性白血病标准。

07.005　慢性髓细胞性白血病急变期　blastic phase of chronic myelogenous leukemia

骨髓增殖性肿瘤的急性白血病阶段。常特指慢性髓细胞性白血病的急变期，患者外周血或骨髓原始细胞增多达到诊断急性白血病的标准，急髓变或急淋变均可见。为CML病程的终末阶段。

07.006　慢性中性粒细胞白血病　chronic neutrophilic leukemia，CNL

一种少见的以成熟中性粒细胞持续增多、肝脾肿大为主要表现的*BCR-ABL*融合基因阴性的骨髓增殖性肿瘤。与*CSF3R* T618I突变密切相关。

07.007　真性红细胞增多症　polycythemia vera，PV

一种以红细胞克隆性增殖、血容量绝对增多、血液黏滞度增高为特征的骨髓增殖性肿瘤。可同时伴有粒细胞及血小板增多，*JAK2*基因突变几乎见于所有患者。

07.008　原发性骨髓纤维化　primary myelofibrosis，PMF

一种以骨髓巨核细胞及一定程度的粒系细胞增殖伴骨髓纤维组织明显增生和髓外造血为特征的骨髓增殖性肿瘤。常出现*JAK2*、*CALR*、*MPL*基因突变。

07.009　继发性骨髓纤维化　secondary myelofibrosis

各种不同病因（化学、物理因素及损伤、感染、肿瘤浸润等）引起的一组骨髓造血组织被纤维组织取代进而影响造血功能的疾病。

07.010　骨髓纤维化前期　prefibrotic/early primary myelofibrosis

原发性骨髓纤维化病程早期。主要依靠骨髓活检诊断。病理特征为巨核细胞增殖伴异型性；粒细胞增殖与红细胞生成减少；嗜银染色纤维化分级为0或1级。

07.011　原发性血小板增多症　essential thrombocytosis，essential thrombocythemia，ET

一种以血小板持续性增高、巨核细胞异常增殖为特征的骨髓增殖性肿瘤。易发生血栓和出血并发症，可有*JAK2*、*CALR*或*MPL*等基因突变。

07.012　慢性嗜酸性粒细胞白血病　chronic eosinophilic leukemia，CEL

一种罕见的骨髓增殖性肿瘤。以外周血及骨髓中异常嗜酸性粒细胞克隆性增多及器官受损为特征。个体预后差异较大，转化为急性白血病患者预后极差。

07.013　慢性粒–单核细胞白血病　chronic myelomonocytic leukemia，CMML

骨髓增生异常/骨髓增殖性肿瘤的一种亚型。以骨髓粒细胞、单核细胞显著增殖伴病态造血及外周血单核细胞增多为特征。根据外周血和骨髓原始细胞比例又可进一步分为CMML-0、CMML-1和CMML-2三型。

07.014　幼年型粒–单核细胞白血病　juvenile myelomonocytic leukemia，JMML

骨髓增生异常/骨髓增殖性肿瘤的一种亚型。一种儿童罕见的克隆性造血系统恶性肿瘤。多发生于婴幼儿，以粒细胞及单核细胞过度增殖导致肝脾、淋巴结肿大，白细胞计数升高，Ph染色体和*BCR-ABL*融合基因阴性为主要特征。

07.02 肥大细胞相关疾病

07.015　肥大细胞增多症　mastocytosis
一组以肥大细胞克隆性增殖导致一个或多个器官组织内肥大细胞浸润的疾病。根据肥大细胞侵犯的器官组织范围可分为皮肤肥大细胞增多症及系统性肥大细胞增多症两大类。

07.016　肥大细胞白血病　mast cell leukemia
系统性肥大细胞增多症的白血病亚型。以不成熟的肥大细胞占骨髓有核细胞比例≥20%为诊断标准。预后极差，大多数患者生存期小于1年。

07.017　肥大细胞肉瘤　mast cell sarcoma
高度不典型肥大细胞破坏性生长的单发性肥大细胞肿瘤。可发生转移或演变成肥大细胞白血病。

07.03 骨髓增生异常综合征

07.018　骨髓增生异常综合征　myelodysplastic syndrome，MDS
一组异质性造血干/祖细胞克隆性髓系肿瘤性疾病。主要临床特征是骨髓造血发育异常（病态造血、无效造血）导致难治性单系、多系血细胞减少，特征性染色体核型异常，高风险进展为急性髓系白血病。

07.019　[造血]发育异常　dysplasia
骨髓增生异常综合征的病理机制核心。表现为骨髓形态学分类的粒系、红系和（或）巨核细胞病态造血特征及骨髓无效造血导致一系或多系血细胞减少。

07.020　难治性贫血　refractory anemia
最早由法美英协作组于1982年提出的骨髓增生异常综合征分型标准中的一种亚型。2008版世界卫生组织标准将其归于难治性血细胞减少伴单系发育异常的一种亚型。定义为贫血（Hb＜100g/L），偶可伴有另一系减少；骨髓单系（红系常见）造血发育异常（≥10%），环形铁粒幼红细胞＜15%；外周血原始细胞＜1%，骨髓原始细胞＜5%，无奥氏小体。

07.021　难治性中性粒细胞减少　refractory neutropenia
2008版世界卫生组织骨髓增生异常综合征分型标准中的一种亚型。定义为中性粒细胞减少（$<1.8\times10^9$/L），偶可伴有另一系减少；骨髓单系（粒系常见）造血发育异常（≥10%），环形铁粒幼红细胞＜15%；外周血原始细胞＜1%，骨髓原始细胞＜5%，无奥氏小体。

07.022　难治性血小板减少　refractory thrombocytopenia
2008版世界卫生组织骨髓增生异常综合征分型标准中的一种亚型。定义为血小板减少（$<100\times10^9$/L），偶可伴有另一系减少；骨髓单系（巨核细胞常见）造血发育异常（≥10%），环形铁粒幼红细胞＜15%；外周血原始细胞＜1%，骨髓原始细胞＜5%，无奥氏小体。

07.023　原始细胞增多　excess blast
骨髓增生异常综合征的一种病理特征。骨髓形态学分类中按照原始细胞比例分为EB-Ⅰ和EB-Ⅱ。原始细胞比例5%～9%或外周血原始细胞比例2%～4%，无奥氏小体，为EB-Ⅰ；骨髓原始细胞比例10%～19%或外周血原始细胞比例5%～19%或有奥氏小体，为EB-Ⅱ。

07.024　孤立性5q缺失　isolated del（5q）
骨髓增生异常综合征的一种特征性染色体核型异常。累及5q31—q33区带缺失，也作为一种特殊亚型。2016版世界卫生组织标准中将孤立性5q缺失或加上除外−7q或7q缺失的单一核型异常，亦归属于该亚型。

07.025　儿童难治性血细胞减少　refractory cytopenia of childhood
儿童骨髓增生异常综合征最常见（约占50%）的一种亚型。定义为1～3系血细胞减少，骨髓造血1～3系发育异常，外周血原始细胞＜2%，骨髓原始细胞＜5%，约80%的患儿骨髓增生减低。应与儿童再生障碍性贫血相鉴别。

07.026　意义未明特发性血细胞减少　idiopathic cytopenia of undetermined significance，ICUS
持续至少6个月的一系或多系血细胞减少。缺乏骨髓病态造血及骨髓增生异常综合征相关的核型异常。不能诊断为骨髓增生异常综合征，也不能用继发其他系统疾病所解释。

07.027　意义未明克隆性血细胞减少　clonal cytopenia of undetermined significance，CCUS
血细胞减少符合意义未明特发性血细胞减少诊断标准，但同时存在髓系肿瘤相关的克隆性基因突变或非重现性血液肿瘤染色体异常的临床表现。

07.028　克隆性造血　clonal hematopoiesis
具有遗传学突变特征的造血干/祖细胞获得适应性选择优势和竞争性扩增优势，造血分化形成携带与母代细胞同样突变印记的终末成熟细胞的表现。

07.029　潜能未定克隆性造血　clonal hematopoiesis of indeterminate potential，CHIP
由造血衰老导致机体造血细胞中存在克隆性体细胞基因突变的临床表现。多见于血细胞计数水平正常的健康老年人，这些克隆性造血细胞向血液肿瘤分化的潜能不一。

07.030　低增生性骨髓增生异常综合征　hypocellular myelodysplastic syndrome
骨髓增生程度减低的骨髓增生异常综合征。诊断需要依靠骨髓活检，＞60岁患者骨髓活检造血细胞容积＜20%，≤60岁患者骨髓活检造血细胞容积＜30%。

07.04　急性髓系白血病及相关髓系前体肿瘤

07.031　白血病　leukemia
由造血干/祖细胞于发育成熟过程中的不同阶段发生分化阻滞、凋亡障碍和恶性增殖引起的一组异质性造血系统恶性肿瘤。

07.032　急性白血病　acute leukemia
起源于造血细胞的恶性肿瘤。细胞分化阻滞发生在发育较早阶段。起病急骤或缓慢，临床表现往往为发热、出血、贫血、骨关节痛及肝、脾、淋巴结肿大；白血病细胞浸润全身其他脏器还可有相应的表现。

07.033　急性髓系白血病　acute myeloid leukemia，AML
又称“急性髓细胞性白血病（acute myelogenous leukemia）”。白血病细胞源于髓系造血干/祖细胞恶变的急性白血病。

07.034　重现性遗传学异常　recurrent genetic abnormality

在不同血液系统肿瘤个体重复多次出现的相同遗传学异常。包括染色体平衡易位/倒位和特定基因突变。这种异常导致疾病具有独特的临床病理特征和预后。

07.035　急性早幼粒细胞白血病　acute promyelocytic leukemia，APL

急性髓系白血病的一种亚型。白血病细胞多为异常早幼粒细胞，形态分类为急性髓系白血病M3型，均具有t(15；17)(q22；q11—q12)染色体易位，17号染色体上的*RARa*基因与15号染色体上的*PML*基因融合形成*PML-RARa*融合基因。常伴有出血倾向，诱导分化治疗预后良好。

07.036　分化综合征　differentiation syndrome

急性早幼粒细胞白血病应用维A酸或亚砷酸治疗、细胞分化过程中出现的一种严重并发症。主要表现为不明原因发热、体重增加、呼吸困难、心包积液、浆膜腔积液、低血压及肾衰竭等。既往应用维A酸时出现的分化综合征又称为“维A酸综合征”。

07.037　治疗相关髓系肿瘤　therapy related myeloid neoplasm

前期肿瘤或非肿瘤性疾病接受细胞毒性化学物质治疗和（或）放射治疗后发生的髓系肿瘤。包括急性髓系白血病、骨髓增生异常综合征、骨髓增生异常/骨髓增殖性肿瘤等。

07.038　急性粒–单核细胞白血病　acute myelomonocytic leukemia

一类同时存在中性粒细胞前体细胞和单核细胞前体细胞的非特指型急性髓系白血病。骨髓中性粒细胞及其前体细胞和单核细胞及其前体细胞均占有核细胞的20%以上。对应法美英协作组分型中的M4。

07.039　急性原始单核细胞白血病　acute monoblastic leukemia

急性髓系白血病的一种亚型。骨髓原始单核细胞比例≥80%。对应法美英协作组分型中的M5a。

07.040　急性单核细胞白血病　acute monocytic leukemia

急性髓系白血病的一种亚型。骨髓原始细胞比例≥20%，单核系细胞比例≥80%，其中原始单核系细胞比例<80%。对应法美英协作组分型中的M5b。

07.041　急性红白血病　acute erythroid leukemia，AEL

骨髓中有核红细胞比例≥有核细胞50%、其他髓系原始细胞≥有核细胞20%的急性髓系白血病。对应法美英协作组分型中的M6。

07.042　红血病　pure erythroid leukemia

原始细胞以未分化或原始红细胞为主的急性髓系白血病。骨髓中>80%的有核细胞为红系，且原始红细胞≥30%，没有其他髓系原始细胞证据。对应法美英协作组分型中的M6b。

07.043　急性巨核细胞白血病　acute megakaryoblastic leukemia

原始细胞比例≥20%且其中≥50%为巨核细胞系的急性白血病。须除外伴骨髓增生异常相关改变、治疗相关性及重现性遗传学异常的急性髓系白血病和唐氏综合征并发急性髓系白血病。

07.044　急性嗜碱性粒细胞白血病　acute basophilic leukemia

原始细胞向嗜碱性粒细胞分化，且不符合伴骨髓增生异常相关改变、治疗相关性及重现性遗传学异常急性髓系白血病诊断标准的急性髓系白血病。

07.045　急性全髓细胞增殖症伴骨髓纤维化　acute panmyelosis with myelofibrosis

急性全髓增殖、外周血或骨髓中原始细胞比例≥20%、伴有骨髓纤维化的一类白血病。多有全血细胞减少，无或仅轻度脾肿大。临床进展迅速。

07.046　髓系肉瘤　myeloid sarcoma

发生于骨髓以外其他解剖部位的髓系原始细胞肿块。包括粒细胞肉瘤和单核细胞肉瘤。可以单独出现或伴发于急性髓系白血病。

07.047　粒细胞肉瘤　granulocytic sarcoma

以原始粒细胞浸润为主的髓系肉瘤。易见于伴t（8；21）易位、inv（16）倒位和白细胞显著增多的急性髓系白血病患者。

07.048　绿色瘤　chloroma

原始细胞含较多的髓过氧化物酶颗粒，使瘤体切片在空气中易被氧化而呈绿色的粒细胞肉瘤。

07.049　髓系肿瘤伴胚系易感基因　myeloid neoplasms with germline predisposition

一组与遗传性或原发胚系基因突变相关的髓系肿瘤。主要包括没有前驱疾病或器官功能异常、伴有前驱血小板异常及伴有其他器官功能异常的三种临床亚型。

07.050　唐氏综合征相关骨髓增殖症　myeloid proliferations associated with Down sydrome

发生于唐氏综合征患者的髓系来源疾病。

07.051　短暂髓系造血异常　transient abnormal myelopoiesis，TAM

唐氏综合征新生儿的一种独特病症。临床表现和细胞形态学与急性髓系白血病难以区分。外周血和骨髓中异常原始细胞具有巨核细胞系的免疫表型及形态特征。

07.052　系列不明急性白血病　acute leukemia of ambiguous lineage

没有确切证据证明沿单一谱系分化的急性白血病。主要包括急性未分化白血病、混合表型急性白血病。

07.053　急性未分化白血病　acute undifferentiated leukemia

不表达任何淋系或髓系特异性分化标志的急性白血病。

07.054　混合表型急性白血病　mixed-phenotype acute leukemia，MPAL

白血病细胞表达两个或两个以上系列抗原且无法归类于任一系别的急性白血病。主要表现为急性双系列白血病和急性双表型白血病。

07.055　急性双表型白血病　acute biphenotypic leukemia

白血病细胞比较均一，细胞表面同时表达淋系和髓系抗原标志的急性白血病。

07.056　急性双系列白血病　acute bilineal leukemia

白血病细胞不均一，一部分表达髓系特征，另一部分表达淋系特征的急性白血病。

07.057　低增生性白血病　hypocellular leukemia

经活检证实的骨髓有核细胞增生减少的急性白血病。多见于老年患者。

07.058　髓外白血病　extramedullary leukemia

白血病细胞浸润骨髓以外的其他组织或器官的白血病。可在白血病前、同时或缓解后发生，亦可作为白血病复发的首发表现。

07.059　难治性白血病　refractory leukemia

对化疗耐药的白血病。分为原发性和继发性。原发难治性白血病是指经1～2个疗程诱导化疗未达完全缓解或缓解后12个月内复发的白血病。继发难治性白血病是指缓解12个月后复发、经常规化疗无效或多次复发的白血病。

07.060　中枢神经系统白血病　central nervous system leukemia，CNSL

白血病细胞浸润脑膜或脑实质导致患者出现相应的神经和（或）精神症状的髓外白血病。可见于白血病病程的任何阶段。脑脊液中检出白血病细胞是中枢神经系统白血病最重要的诊断依据。

07.061　庇护所白血病　shelter leukemia

发生于中枢神经系统及睾丸的白血病。中枢神经系统及睾丸由于天然的组织结构特点（血脑屏障及血睾屏障），多种抗白血病药物不能进入或在其中达不到有效杀伤白血病细胞的浓度，使得白血病细胞得以生存、增殖，并成为日后复发的根源。故中枢神经系统和睾丸称为白血病的“庇护所”。

07.062　白血病干细胞　leukemic stem cell

一群具有高度自我更新、无限增殖及多系分化潜能的白血病细胞。

07.063　微量残留病　minimal residual disease

血液肿瘤患者经治疗疾病获得完全缓解后体内残存的、通过形态学等传统方法无法检出的任何水平的微量肿瘤细胞的临床表现。

07.064　可检测残留病　measurable residual disease

血液肿瘤患者经治疗疾病获得完全缓解后体内残存的、通过形态学等传统方法无法检出，但通过多参数流式细胞仪、聚合酶链反应、高通量测序等技术方法可检测到微量肿瘤细胞的临床表现。

07.065　肿瘤溶解综合征　tumor lysis syndrome

肿瘤细胞短期内大量溶解，释放细胞内代谢产物，引起以高尿酸血症、高血钾、高血磷、低血钙和急性肾衰竭为主要表现的一组临床综合征。

07.066　母细胞性浆细胞样树突状细胞肿瘤　blastic plasmacytoid dendritic cell neoplasm，BPDCN

恶变于浆细胞样树突状细胞前体细胞的侵袭性肿瘤。常累及皮肤和骨髓，易发展成急性白血病。

08. 淋 系 肿 瘤

08.01 前体淋巴细胞肿瘤

08.001　前体淋巴细胞肿瘤　precursor lymphoid neoplasm

发生于前体细胞阶段的淋巴细胞肿瘤。

08.002　急性淋巴细胞白血病　acute lymphoblastic leukemia，ALL

一种来源于不成熟阶段B或T细胞的白血病。生物学特征多样而临床异质性大。发病高峰为3～7岁，成年患者的中位年龄为30～40岁。

08.003　B淋巴母细胞白血病　B-lymphoblastic leukemia，B-ALL

一种定向于B细胞系的前体淋巴细胞（淋巴母细胞）肿瘤。以侵犯骨髓和外周血（通常大于25%）为主。

08.004 B 淋巴母细胞淋巴瘤 B-lymphoblastic lymphoma，B-LBL

一种定向于B细胞系的前体淋巴细胞肿瘤。以侵犯淋巴结和（或）结外部位为主，骨髓侵犯通常少于20%。

08.005 Ph 样急性淋巴细胞白血病 Ph-like acute B-lymphoblastic leukemia

未检测到费城（Ph）染色体和（或）*BCR-ABL1*融合基因，但和Ph阳性急性淋巴细胞白血病患者具有相似的基因表达谱，涉及其他酪氨酸激酶或*CRLF2*易位及包括*EPOR*（EPO受体）截短重排、激活等少见情况的急性淋巴细胞白血病。*CRLF2*易位常与*JAK*基因突变有关。发生率随着年龄的增长而增高。预后不良。

08.006 T 淋巴母细胞白血病 T-lymphoblastic leukemia，T-ALL

一种定向于T细胞系的前体淋巴细胞肿瘤。骨髓侵犯通常大于25%。

08.007 T 淋巴母细胞淋巴瘤 T-lymphoblastic lymphoma，T-LBL

一种定向于T细胞系的前体淋巴细胞肿瘤。以侵犯淋巴结或结外器官为主，骨髓侵犯通常小于20%。

08.008 NK 淋巴母细胞白血病/淋巴瘤 NK-lymphoblastic leukemia/lymphoma

一种暂定的淋系肿瘤亚型。定义为表达CD56、CD7、CD2，胞质CD3可阳性；无B细胞和髓系细胞标志；T细胞受体和免疫球蛋白基因阴性（可胚系细胞阳性）；除外母细胞性浆细胞样树突状细胞肿瘤。临床表现凶险，进展快。

08.02 霍奇金淋巴瘤

08.009 霍奇金淋巴瘤 Hodgkin lymphoma，HL

一种主要累及淋巴结的淋巴肿瘤。细胞起源为单克隆B细胞，通常由大的异形性单核或多核细胞和多种成熟非肿瘤性炎性细胞组成，肿瘤细胞常被T细胞呈玫瑰花样环绕。

08.010 经典型霍奇金淋巴瘤 classical Hodgkin lymphoma，cHL

一种单克隆B细胞肿瘤。单核霍奇金细胞或多核里–施细胞散在于多种非肿瘤性背景细胞中，包括小淋巴细胞、嗜酸性粒细胞、中性粒细胞、组织细胞和浆细胞等。可进一步分为四种亚型：混合细胞型、结节硬化型、淋巴细胞为主型和淋巴细胞消减型。

08.011 混合细胞型经典型霍奇金淋巴瘤 mixed cellularity subtype cHL

一种以典型的里–施细胞混杂于炎症反应背景为病理表现的霍奇金淋巴瘤。细胞背景包括淋巴细胞、嗜酸性粒细胞、浆细胞和组织细胞，没有结节硬化纤维增生。

08.012 结节硬化型经典型霍奇金淋巴瘤 nodular sclerosis subtype cHL

一种以纤维束分隔病变组织、呈结节状并出现陷窝细胞为病理特征的霍奇金淋巴瘤。表型为$CD30^{+}CD15^{+}CD20^{-}$的里–施细胞变异型。为经典型霍奇金淋巴瘤中最常见的亚型。

08.013 淋巴细胞为主型经典型霍奇金淋巴瘤 lymphocyte-rich subtype cHL

又称“淋巴细胞丰富型经典型霍奇金淋巴

瘤”。一种以里–施细胞散布于结节状或弥漫性分布的小淋巴细胞背景中为特征的霍奇金淋巴瘤亚型。缺少背景性中性粒细胞和嗜酸性粒细胞。因富含淋巴细胞，易与结节性淋巴细胞为主型霍奇金淋巴瘤混淆。属于经典型霍奇金淋巴瘤，通过$CD30^{+}$ $CD20^{-}$的霍奇金细胞及里–施细胞，可与结节性淋巴细胞为主型霍奇金淋巴瘤相区分。

08.014　淋巴细胞消减型经典型霍奇金淋巴瘤 lymphocyte-depleted subtype cHL

一种以非肿瘤性淋巴细胞较少和里–施细胞呈混合性生长模式为特点的霍奇金淋巴瘤。可呈现网状或弥漫纤维化两种病理形态，伴淋巴细胞减少。在老年患者中多见，可表现为不明原因的发热、黄疸和全血细胞减少。伴有人类免疫缺陷病毒（HIV）感染的经典型霍奇金淋巴瘤也多见于该类型。

08.015　结节性淋巴细胞为主型霍奇金淋巴瘤 nodular lymphocyte predominance HL

一种以单克隆B细胞呈结节状或结节性弥漫性增生为特征的霍奇金淋巴瘤。肿瘤细胞巨大，单个核，呈分裂或折叠状，被称为淋巴细胞为主细胞或爆米花细胞，背景细胞以淋巴细胞为主。

08.03 成熟 B 细胞淋巴瘤

08.016　慢性淋巴细胞白血病 chronic lymphocytic leukemia，CLL

一种共表达CD5和CD23的形态单一的成熟小B细胞惰性肿瘤。外周血单克隆B细胞≥5×10^9/L。

08.017　拉伊分期 Rai stage

拉伊等在1975年提出的慢性淋巴细胞白血病的分期方法。用来判断患者预后。

08.018　比内分期 Binet stage

比内等在1981年提出的慢性淋巴细胞白血病的分期方法。

08.019　里克特综合征 Richter syndrome

由慢性淋巴细胞白血病/小淋巴细胞淋巴瘤转化成的更具侵袭性的淋巴瘤。大多数转化病例为弥漫大B细胞淋巴瘤，极少数为霍奇金淋巴瘤，预后差。

08.020　淋巴细胞倍增时间 lymphocyte doubling time

淋巴细胞绝对计数增加一倍所需的时间。用来评估慢性淋巴细胞白血病进展速度。

08.021　小淋巴细胞淋巴瘤 small lymphocytic lymphoma，SLL

一种共表达CD5和CD23的形态单一的成熟小B细胞惰性肿瘤。外周血单克隆B细胞＜5×10^9/L，伴有淋巴结、脾脏或其他髓外组织浸润。

08.022　单克隆 B 淋巴细胞增多症 monoclonal B lymphocytosis，MBL

健康个体外周血存在＜5×10^9/L的单克隆B细胞。无淋巴结肿大、器官肿大或髓外侵犯，且无B细胞增殖性疾病相关的证据。

08.023　B 细胞幼淋巴细胞白血病 B-cell prolymphocytic leukemia，B-PLL

一种以幼稚B淋巴细胞侵犯外周血、骨髓和脾脏为特点的肿瘤。幼稚淋巴细胞占外周血淋巴细胞比例必须大于55%。

08.024　脾边缘区淋巴瘤 splenic marginal zone lymphoma，SMZL

小淋巴细胞浸润脾白髓生发中心，导致滤泡套区消失，并与边缘区大细胞融合的小B细胞惰性肿瘤。常侵犯骨髓和脾门淋巴结，外周血形态似绒毛状淋巴细胞。

08.025　毛细胞白血病　hairy cell leukemia，HCL

毛发样突起的成熟小淋巴细胞侵犯外周血、骨髓和脾红髓的一种B细胞惰性淋巴瘤。特征性表达CD25、CD11c、CD103和膜联蛋白A1，常伴有*BRAF* V600E突变，酸性磷酸酶阳性且不被酒石酸盐抑制。

08.026　淋巴浆细胞[性]淋巴瘤　lymphoplasmacytoid lymphoma，LPL

由小淋巴细胞、浆细胞样淋巴细胞和浆细胞组成的B细胞惰性肿瘤。常侵犯骨髓，也可侵犯淋巴结和脾脏，并且不符合其他可能伴浆细胞分化的小B细胞淋巴瘤诊断标准。

08.027　瓦尔登斯特伦巨球蛋白血症　Waldenström macroglobulinemia，WM

又称“华氏巨球蛋白血症”。一种淋巴浆细胞淋巴瘤侵犯骨髓同时伴单克隆性IgM型丙种球蛋白血症的疾病。

08.028　宾–尼尔综合征　Bing-Neel syndrome

由瓦尔登斯特伦巨球蛋白血症侵犯中枢神经系统引起的一种罕见临床综合征。

08.029　单克隆丙种球蛋白　monoclonal gammopathy

血清中出现异常单克隆性免疫球蛋白的情况。可能由少部分浆细胞或B细胞产生，在多种良性或恶性疾病中出现。

08.030　重链病　heavy chain disease

一组罕见的B细胞肿瘤。表现为合成和分泌未结合轻链的单克隆免疫球蛋白重链，分为α重链病、γ重链病和μ重链病3种类型。

08.031　α 重链病　α heavy chain disease

一种分泌缺陷性免疫球蛋白α重链的结外黏膜相关淋巴组织边缘区淋巴瘤变异型。

08.032　γ 重链病　γ heavy chain disease

一种分泌免疫球蛋白γ重链而不分泌相应轻链、伴浆细胞分化的小B细胞肿瘤。临床与病理表现多样，从无症状的类似惰性淋巴瘤到预后极差的侵袭性淋巴瘤。

08.033　μ 重链病　μ heavy chain disease

一种临床类似慢性淋巴细胞白血病但分泌缺陷性免疫球蛋白μ重链的B细胞肿瘤。通常侵犯肝脾、外周血和骨髓，但不侵犯淋巴结。

08.034　结外黏膜相关淋巴组织边缘区淋巴瘤　extranodal marginal zone lymphoma of mucosa-associated lymphoid tissue

一种发生于多种上皮组织的结外小B细胞惰性淋巴瘤。常见累及结外部位包括胃、唾液腺、肺、小肠、眼附属器、皮肤等，其中胃黏膜相关淋巴组织淋巴瘤最常见。

08.035　结内边缘区淋巴瘤　nodal marginal zone lymphoma

原发于淋巴结内的小B细胞肿瘤。组织形态学特点与结外边缘区淋巴瘤或脾边缘区淋巴瘤侵犯的淋巴结相同，但无结外器官或脾脏受累。

08.036　儿童型结内边缘区淋巴瘤　pediatric nodal marginal zone lymphoma

一种罕见的结内边缘区淋巴瘤的亚型。多见于青年男性。典型特点为无症状的头颈部淋巴结局限性病变。

08.037　滤泡性淋巴瘤　follicular lymphoma，FL

起源于淋巴结滤泡生发中心B细胞的惰性肿瘤。至少残存部分滤泡结构，依据每高倍镜下中心母细胞数目可分为1～3级。肿瘤细胞通常表达BCL-2、BCL-6和CD10，多伴*BCL-2/IgH*易位。

08.038　睾丸滤泡性淋巴瘤　testicular follicular lymphoma

原发于睾丸的滤泡性淋巴瘤。主要发生在儿童，极少见于成人。以单侧睾丸肿大为表现，病理分级通常为3A级，肿瘤细胞*IgH/BCL-2*重排阴性。睾丸切除治疗可取得好的预后。

08.039　原位滤泡性肿瘤　*in situ* follicular neoplasia

曾称“原位滤泡性淋巴瘤”。在结构完整的淋巴结滤泡生发中心出现伴*BCL-2*易位的克隆性B细胞，细胞强表达BCL-2和CD10的淋巴瘤。

08.040　原发性肠道滤泡性淋巴瘤　duodenal-type follicular lymphoma

又称“十二指肠型滤泡性淋巴瘤”。通常发生在十二指肠降段的滤泡性淋巴瘤。表现为单发或多发息肉，累及黏膜层和黏膜下层。大多数病理为低级别。

08.041　儿童滤泡性淋巴瘤　pediatric-type follicular lymphoma

一种少见的结性滤泡性淋巴瘤。好发于5～25岁患者，罕见于40岁以上患者，男性为主，通常仅累及头颈部单个淋巴结区。组织形态学表现为高级别滤泡性淋巴瘤且增殖较快，不表达BCL-2和IF4/MUM1，无*BCL-2*/*BCL-6*等易位。

08.042　原发性皮肤滤泡中心性淋巴瘤　primary cutaneous follicle centre lymphoma

由滤泡中心细胞构成的原发于皮肤的B细胞淋巴瘤。孤立性或局灶性侵犯头皮、前额或躯干，可表现为局部硬性红色丘疹、斑块或肿块。肿瘤细胞表达BCL-6，但CD10阴性，BCL-2阴性或弱阳性。

08.043　套细胞淋巴瘤　mantle cell lymphoma，MCL

一种起源于淋巴结套区的少见B细胞淋巴瘤亚型。肿瘤细胞以核内高表达细胞周期蛋白D1和（或）伴有t（11；14）（q13；q32）异常为特征。依据临床表现可分为侵袭性的经典型套细胞淋巴瘤和惰性套细胞淋巴瘤。

08.044　惰性套细胞淋巴瘤　indolent mantle cell lymphoma，iMCL

又称“白血病型非结性套细胞淋巴瘤（leukaemic non-nodal mantle cell lymphoma）”。细胞起源于不表达SOX11且经历免疫球蛋白体细胞高频突变的B细胞淋巴瘤。临床表现为外周血、骨髓及脾脏受累，通常不累及淋巴结。

08.045　原位套细胞肿瘤　*in situ* mantle cell neoplasia

淋巴结内滤泡套区的内套层出现细胞周期蛋白D1阳性的B细胞，但并未达到套细胞淋巴瘤的诊断标准。

08.046　弥漫大B细胞淋巴瘤　diffuse large B-cell lymphoma，DLBCL

中至大细胞呈弥漫性侵犯淋巴结形成的一种B细胞淋巴瘤。除外已知可分类的其他亚类，依据细胞形态学可分为四型：中心母细胞型、免疫母细胞型、间变细胞型和其他罕见变异型。

08.047　原发纵隔大B细胞淋巴瘤　primary

mediastinal large B-cell lymphoma，PMBL

弥漫大B细胞淋巴瘤的一种亚型。起源于胸腺B细胞，好发于青年女性。主要表现为前纵隔巨大包块，疾病进展时可出现远处结外器官受累，肿瘤细胞基因表达谱特征更接近经典型霍奇金淋巴瘤。

08.048　血管内大 B 细胞淋巴瘤　intravascular large B-cell lymphoma

一种少见的结外大B细胞淋巴瘤亚型。肿瘤细胞生长于中小血管管腔内，常见毛细血管内生长。除单纯皮肤受累的患者外，多数患者临床病程呈侵袭性，易合并噬血细胞综合征和出现中枢神经系统侵犯，预后不良。

08.049　浆母细胞淋巴瘤　plasmablastic lymphoma

一种罕见的弥漫大B细胞淋巴瘤亚型。好发于人类免疫缺陷病毒感染或其他免疫力低下人群。通常累及结外器官，以口腔和胃肠道多见。肿瘤细胞表达浆细胞标志，B细胞标志减弱或消失，多见EB病毒编码的小RNA（EBER）阳性。

08.050　淋巴瘤样肉芽肿病　lymphomatoid granulomatosis

一种EB病毒驱动的B细胞增殖性疾病。多见于免疫功能低下人群，病变主要累及结外器官，肺是最常见的受累部位。

08.051　原发性渗出性淋巴瘤　primary effusion lymphoma

一种罕见的大B细胞淋巴瘤。好发于人类免疫缺陷病毒感染、器官移植后及老年人群。与人类疱疹病毒8（HHV-8）感染密切相关，多同时合并EB病毒感染。临床特点为严重的浆膜腔积液，多无肿块形成，少数患者可出现腔外实体肿块。临床呈侵袭性，预后差。

08.052　卡斯尔曼病　Castleman disease

曾称“巨大淋巴结增生（giant lymph node hyperplasis）”“血管滤泡性淋巴样增生（angiofollicular lymph node hyperplasia）”。一类具有特征性病理类型、高度临床异质性的淋巴增殖性疾病。病理类型分为透明血管型、浆细胞型和混合型。临床表现分为单中心型和多中心型。

08.053　多中心型卡斯尔曼病　multicentric Castleman disease，MCD

一组由异常细胞因子（IL-6为主）水平升高引起的系统性多克隆淋巴增殖性疾病。病理特征为形态正常的淋巴细胞、浆细胞及血管高度增生。分为HHV-8阳性和HHV-8阴性两种，后者又称“特发性多中心型卡斯尔曼病（idiopathic multicentric Castleman disease）”。

08.054　伯基特淋巴瘤　Burkitt lymphoma，BL

一种高度侵袭性B细胞淋巴瘤。好发于儿童和青年，地方性伯基特淋巴瘤与EB病毒感染密切相关。肿瘤细胞常存在t（11；14）易位形成的*MYC/IgH*基因重排，导致MYC蛋白高表达。易发生结外、骨髓和中枢神经系统侵犯，通过强烈密集化疗，多数患者可治愈。

08.055　高级别 B 细胞淋巴瘤　high-grade B-cell lymphoma，HGBL

根据生物学及临床特征不能归类于弥漫大B细胞淋巴瘤（非特指型）或伯基特淋巴瘤的一类侵袭性成熟B细胞淋巴瘤。依据遗传学改变可分为高级别B细胞淋巴瘤伴*MYC*和*BCL-2*和（或）*BCL-6*重排及高级别B细胞淋巴瘤非特指型（NOS）两类。

08.056　灰区淋巴瘤　grey zone lymphoma

介于弥漫大B细胞淋巴瘤和经典型霍奇金淋巴瘤特征之间、不能分类的B细胞淋巴瘤。临床特征、形态和（或）免疫表型介于经典型霍奇金淋巴瘤和弥漫大B细胞淋巴瘤之间，尤其是原发纵隔大B细胞淋巴瘤之间的不能分类的B细胞淋巴瘤。

08.04 浆细胞肿瘤

08.057 浆细胞肿瘤 plasma cell neoplasm
浆细胞克隆性增殖所引起的一组疾病。肿瘤细胞具有免疫球蛋白分泌潜能，发生过重链类别转换。共同特点为血清或尿中出现单克隆的免疫球蛋白（M蛋白）或轻链、重链的片段。

08.058 意义未明单克隆丙种球蛋白血症 monoclonal gammopathy of undetermined significance，MGUS
血液中出现单克隆免疫球蛋白（IgG、IgA、IgE、IgD、IgM）或单纯轻链成分，但无恶性B淋巴细胞或浆细胞疾病证据的疾病。依据是否分泌IgM可分为IgM型和非IgM型两大类。

08.059 多发性骨髓瘤 multiple myeloma
又称“浆细胞性骨髓瘤（plasma cell myeloma）”。一种以骨髓内多灶性增殖浆细胞为特征的肿瘤。浆细胞通常会分泌完整和（或）部分单克隆免疫球蛋白，引起相关器官功能损害等事件，如血钙升高、肾功能损害、贫血和骨病等。

08.060 冒烟性骨髓瘤 smoldering plasma cell myeloma
又称“无症状骨髓瘤（asymptomatic myeloma）”。没有症状的克隆性浆细胞疾病。需同时符合以下两点：①血清单克隆蛋白（IgG或IgA）≥30g/L或尿单克隆蛋白≥500mg/24h和（或）克隆性骨髓浆细胞占10%～60%；②没有骨髓瘤相关症状。

08.061 不分泌型骨髓瘤 non-secretory myeloma
通过血清或尿免疫固定电泳不能检测到M蛋白的多发性骨髓瘤。其中约2/3的患者可以发现血清游离轻链升高和（或）游离轻链比值异常。

08.062 浆细胞白血病 plasma cell leukaemia
浆细胞性骨髓瘤中的少见类型。以外周血浆细胞＞20%，或浆细胞绝对值＞2×10^{9}/L为特征。分为原发性和继发性浆细胞白血病。

08.063 浆细胞瘤 plasmocytoma
由单克隆浆细胞导致的单个局部肿瘤。没有浆细胞性骨髓瘤的临床特征，也没有其他浆细胞肿瘤的证据。包括两种类型：骨孤立性浆细胞瘤和骨外浆细胞瘤。

08.064 骨孤立性浆细胞瘤 solitary plasmacytoma of bone
单克隆浆细胞所致的骨骼的局限性肿瘤。无浆细胞性骨髓瘤临床特征，影像学包括磁共振成像（MRI）和（或）正电子发射计算机断层显像（PET/CT）检查没有显示其他骨骼病变。包括预后不同的两种类型：骨髓无克隆性浆细胞增多和骨髓中克隆性浆细胞轻度增多（＜10%）。

08.065 骨外浆细胞瘤 extraosseous plasmacytoma
又称“髓外浆细胞瘤”“原发性软组织浆细胞瘤（primary soft tissue plasmacytoma）”。发生在骨骼之外其他组织的局限性浆细胞瘤。需要注意鉴别伴有明显浆细胞分化的淋巴瘤。

08.066 单克隆免疫球蛋白沉积病 monoclonal immunoglobulin deposition disease

由异常免疫球蛋白沉积在内脏器官或软组织引起的器官功能障碍性疾病。可分为原发性淀粉样变、轻链沉积病和重链沉积病。

08.067　原发性淀粉样变　primary amyloidosis

一种由β反折叠片层结构的淀粉样物质在心、肝、肾、胃肠等多个脏器或皮下脂肪、周围神经组织沉积并引起相应器官功能障碍的疾病。原因不明。

08.068　继发性淀粉样变　secondary amyloidosis

继发于其他已经明确诊断的自身免疫病、慢性感染、恶性肿瘤等的淀粉样变。临床表现及病理特征与原发性淀粉样变类似。

08.069　轻链沉积病　light chain deposition disease

异常浆细胞产生过多单克隆轻链，重链合成相应减少，在多个脏器或组织中沉积导致的疾病。患者血、尿中可检测出大量游离轻链，80%患者为κ轻链型。

08.070　重链沉积病　heavy chain deposition disease

由单克隆的浆细胞或淋巴浆细胞分泌的重链，沉积于多个脏器或组织并造成相应症状的疾病。

08.071　浆细胞肿瘤伴副肿瘤综合征　plasma cell neoplasms with associated paraneoplastic syndrome

一组与浆细胞肿瘤相关的伴有多脏器或组织功能障碍的副肿瘤综合征。分为多发神经病/器官肿大/内分泌病/单克隆蛋白/皮肤改变综合征（POEMS综合征）和毛细血管扩张/红细胞生成素增多/单克隆丙种球蛋白病/肾周围积液/肺内分流综合征（TEMPI综合征）。

08.072　骨硬化性骨髓瘤　osteosclerotic myeloma

又称“多发神经病/器官肿大/内分泌病/单克隆蛋白/皮肤改变综合征”“POEMS综合征（POEMS syndrome）”。一种浆细胞肿瘤相关的副肿瘤综合征。特征性病变为骨小梁的纤维化和骨硬化性改变，淋巴结改变与卡斯尔曼病的浆细胞型类似。有五大主要临床特征：多发性周围神经病、脏器肿大、内分泌障碍、单克隆免疫球蛋白血症和皮肤病变。

08.073　迪里–萨蒙分期系统　Durie-Salmon staging system

多发性骨髓瘤的临床分期系统。根据终末器官损害（肾功能不全、贫血、高钙血症和溶骨性病变）和免疫球蛋白负荷的测量分为预后不同的三期。

08.074　本周蛋白　Bence-Jones protein

又称“凝溶蛋白”。由于单克隆浆细胞分泌的游离轻链过多，经尿液排出的蛋白。游离免疫球蛋白轻链能自由通过肾小球滤过膜，当浓度增高超过肾近曲小管重吸收的上限时，可自尿中排出。

08.075　浆细胞标记指数　plasma cell labeling index

通过计数处于细胞分裂S期的浆细胞比例，来判断骨髓瘤细胞增殖能力的方法。浆细胞通过形态学或抗κ、λ轻链来识别，而S期细胞产生溴脱氧尿嘧啶，可用其抗体检测。是骨髓瘤重要的预后指标。

08.076　溶骨性病变　osteolytic lesion

由多种原因导致的骨质缺损。表现在影像学上常呈多个大小不等的穿凿样透光性缺损，边缘多较清晰，周围无新骨形成现象。是多发性骨髓瘤的特征性影像学表现。

08.05 成熟细胞毒细胞/T 细胞肿瘤

08.077　T 细胞幼淋巴细胞白血病　T-cell prolymphocytic leukemia，T-PLL

一种罕见的以小至中等大小成熟淋巴细胞为主的侵袭性T细胞白血病。常累及外周血、骨髓、淋巴结、肝脾及皮肤，细胞常表达CD5、CD2、CD7和CD4，强表达CD52，不表达TdT和CD1a，预后不良。

08.078　T 细胞大颗粒淋巴细胞白血病　T-cell large granular lymphocyte leukemia，T-LGLL

一种以无明显病因出现外周血持续性（>6个月）大颗粒淋巴细胞增多为特征的惰性异质性疾病。常侵犯外周血、骨髓和肝脾，罕见淋巴结受累，免疫表型多为$CD3^{+}CD8^{+}CD57^{+}CD16^{+}TCR\alpha\beta^{+}CD4^{-}CD56^{-}$。

08.079　NK 细胞慢性淋巴增殖性疾病　chronic lymphoproliferative disorder of NK cell

一种罕见的以无明显病因导致外周血持续性（>6个月）NK细胞增多（通常≥2×10^{9}/L）为特征的惰性疾病。

08.080　侵袭性 NK 细胞白血病　aggressive NK-cell leukemia

一种以系统性NK细胞恶性增殖为特点的侵袭性白血病。常与EB病毒感染相关，细胞常表达CD2，胞质CD3、CD56和CD16阳性，而膜CD3、CD57阴性。亚洲人多见，预后极差。

08.081　慢性活动性 EB 病毒感染　chronic active EBV infection，CAEBV

由EB病毒感染导致的多克隆、寡克隆或（通常）单克隆的系统性淋巴增殖性疾病。诊断时需要排除其他免疫缺陷、恶性肿瘤及自身免疫病。

08.082　种痘水疱病样淋巴瘤　hydroa vacciniforme-like lymphoma

一种发生在儿童的原发于皮肤的多克隆或（通常）单克隆T细胞或NK细胞增殖性疾病。有潜在发生系统性淋巴瘤的风险。免疫表型表达CD4、CD8和CD56。临床表现及侵犯程度不一，通常有较长的临床进程，又因其皮疹类似种痘样水疱病而得名。

08.083　严重蚊叮过敏症　severe mosquito bite allergy

一种EB病毒阳性的NK细胞淋巴增殖性疾病。以高热及蚊虫叮咬后强烈的局部皮肤症状，包括红斑、大疱、溃疡、皮肤坏死和深痂为特征。

08.084　成人 T 细胞白血病　adult T-cell leukemia

由显著多形性的成熟T细胞组成的肿瘤。与成人T细胞白血病1型病毒感染密切相关。临床亚型分为急性型、淋巴瘤型、慢性型和冒烟型。

08.085　结外 NK/T 细胞淋巴瘤　extranodal NK/T-cell lymphoma

曾称“致死性中线肉芽肿（lethal midline granuloma）”。主要侵及鼻、鼻咽部、鼻旁窦和扁桃体、韦氏环、口咽部为主的淋巴瘤。临床呈高度侵袭性，病理以血管损害、破坏、坏死为特征，伴细胞毒性表型及EB病毒阳性。

08.086　肠道 T 细胞淋巴瘤　intestinal T-cell lymphoma

一种少见的非霍奇金淋巴瘤（NHL）。仅占非霍奇金淋巴瘤的1%。包括以下四种类型：肠病相关性T细胞淋巴瘤、单形性嗜上皮性肠T细胞淋巴瘤、胃肠道惰性T细胞淋巴组织增殖性疾病和肠道T细胞淋巴瘤非特殊型。

08.087　肠病相关性T细胞淋巴瘤　enteropathy associated T-cell lymphoma，EATL

曾称“肠病相关T细胞淋巴瘤Ⅰ型”。一种多形性T细胞侵犯肠道上皮的淋巴瘤。各种炎症细胞背景多见，多见于北欧人群，且与乳糜泻（谷蛋白敏感性肠病）密切相关。预后较差。

08.088　肝脾T细胞淋巴瘤　hepatosplenic T-cell lymphoma

一种侵袭性的结外T细胞淋巴瘤。病理表现为中等大小细胞毒性T细胞恶性增殖，呈窦性侵犯肝、脾和骨髓，多数为γδ亚型，表达TIA1和颗粒酶M，但颗粒酶B和穿孔素阴性。

08.089　皮下脂膜炎样T细胞淋巴瘤　subcutaneous panniculitis-like T cell lymphoma

一种主要发生于皮下脂肪组织的罕见细胞毒性T细胞淋巴瘤。由大小不等的异形淋巴细胞组成。主要表现为四肢和躯干多发皮下结节或斑块，可伴自身免疫病如系统性红斑狼疮。一般预后较好，5年生存率约80%。

08.090　蕈样肉芽肿病　mycosis fungoides

一种原发于皮肤的成熟T细胞淋巴瘤。以嗜表皮性、小至中等大小的脑回样核的T细胞浸润为特征。所有患者在病程中均存在由红斑期、斑块期，逐步发展为肿瘤期的类似过程。

08.091　塞扎里综合征　Sézary syndrome

一种全身性的成熟T细胞淋巴瘤。以红皮病、淋巴结肿大，以及皮肤、淋巴结和外周血中均出现脑回样核的克隆性T细胞（塞扎里细胞）三联征为特征。与蕈样肉芽肿密切相关，但又因临床表现不同被世界卫生组织列为不同疾病。

08.092　淋巴瘤样丘疹病　lymphomatoid papulosis

一种慢性反复发作的自愈性皮肤病变。特征为出现自发消退的丘疹和不典型T细胞浸润，组织形态学上类似T细胞淋巴瘤。通常呈良性病程，但在某些情况下可能是单克隆性，并且可进展为淋巴瘤。

08.093　原发性皮肤间变性大细胞淋巴瘤　primary cutaneous anaplastic large cell lymphoma

一种T细胞淋巴瘤。发生在皮肤，由间变性、多形性或免疫母细胞形态学的大细胞组成，大多数（＞75%）表达CD30抗原。几乎所有患者在诊断时病变都局限在皮肤，从而与系统性间变性大细胞淋巴瘤的皮肤累及相鉴别。

08.094　外周T细胞淋巴瘤　peripheral T-cell lymphoma，PTCL

一类异质性极强的结性和结外成熟T细胞淋巴瘤。

08.095　血管免疫母细胞性T细胞淋巴瘤　angioimmunoblastic T cell lymphoma，AITL

一类来源于滤泡辅助性T细胞的侵袭性淋巴瘤。常表现为系统性多器官及组织受累，预后差。组织病理学以多形性瘤细胞浸润、高内皮静脉和滤泡树突状细胞明显增生为特征，常伴有EB病毒阳性B细胞出现。

08.096　滤泡性T细胞淋巴瘤　follicular T-cell lymphoma

一种位于淋巴结的以滤泡性生长方式为主伴Tfh表型的罕见淋巴瘤亚型。与血管免疫母细胞性T细胞淋巴瘤临床表现和免疫表型类似，但缺乏明显的高内皮微静脉和滤泡外滤泡树突状细胞式的增生改变。

08.097　间变性大细胞淋巴瘤　anaplastic large cell lymphoma，ALCL

由一类具有大量细胞质和马蹄形细胞核的多形性大淋巴细胞组成的T细胞淋巴瘤。细胞常表达CD30，依据是否涉及*ALK*基因的染色体易位，分为ALK阳性或ALK阴性。

08.098　间变性淋巴瘤激酶　anaplastic lymphoma kinase，ALK

受体酪氨酸激酶的一种。由位于染色体2p23位置的*ALK*基因编码，因最早在间变性大细胞淋巴瘤中被发现而得名。随后在多种肿瘤中发现*ALK*基因重排，被证明是一种强力致癌驱动基因。

08.06 免疫缺陷相关性淋巴增殖性疾病

08.099　原发免疫缺陷相关性淋巴增殖性疾病　lymphoproliferative disorders associated with primary immune disorder

原发性免疫缺陷或免疫调节障碍所引起的淋巴组织增殖性疾病。儿童为主要发病人群，男性居多。主要包括的免疫缺陷类型为共济失调性毛细血管扩张症（AT）；威斯科特–奥尔德里奇综合征（WAS）；普通变异型免疫缺陷病（CVID）；重症联合免疫缺陷病（SCID）；X连锁淋巴组织增殖性疾病（XLP）；尼梅亨断裂综合征（NBS）；高IgM综合征和自身免疫性淋巴增殖综合征（ALPS）。

08.100　尼梅亨断裂综合征　Nijmegen Breakage syndrome，NBS

由位于8q21的*NBS1*基因突变造成的染色体不稳定导致的常染色体隐性遗传病。临床表现为小头畸形、面部外观独特、身材矮小、免疫缺陷、辐射敏感性及明显的淋巴恶性肿瘤易感性。

08.101　X 连锁淋巴组织增殖性疾病　X-linked lymphoproliferative disease，XLP

一种T、B 细胞均发生缺陷的联合免疫缺陷病。EB病毒感染可加重病情。多数患者在儿童期感染EB病毒后出现临床症状，常见暴发性传染性单核细胞增多症及持续的异常丙种球蛋白血症（IgG减少及IgM减少或增加），约30%的患者合并EB病毒相关淋巴瘤。

08.102　自身免疫性淋巴增殖综合征　autoimmune lymphoproliferative syndrome，ALPS

由淋巴细胞凋亡缺陷引起的综合征。可引起非肿瘤性的淋巴结病、肝脾肿大和自身免疫病。常见库姆斯试验阳性的自身免疫性贫血、血小板减少和中性粒细胞减少。

08.103　人类免疫缺陷病毒感染相关淋巴瘤　lymphomas associated with HIV infection

人类免疫缺陷病毒（HIV）阳性患者中出现的一类侵袭性B细胞淋巴瘤。异质性强，既可见于免疫功能健全患者，也见于人类免疫缺陷病毒感染患者，最常见类型为伯基特淋巴瘤、弥漫大B细胞淋巴瘤、原发性渗出性淋巴瘤及浆母细胞淋巴瘤。

08.07 移植相关淋巴增殖性疾病

08.104　移植后淋巴增殖性疾病　post-transplant lymphoproliferative disorder，PTLD
造血干细胞移植或实体器官移植后，由于宿主免疫系统处于抑制状态而导致的一类淋巴细胞、浆细胞增殖性疾病。疾病谱从良性改变到肿瘤性病变不一，多数与EB病毒感染相关。

08.105　非破坏性移植后淋巴增殖性疾病　non-destructive PTLD
接受异体移植的患者发生的一类通常较少破坏组织结构，且缺少恶性淋巴瘤证据的淋巴增殖性疾病。需与其他已知类型淋巴瘤或非特异性慢性炎症过程等相鉴别。主要分为浆细胞增生性、传染性单核细胞增多症样及旺炽性滤泡增生性三种类型。

08.106　多形性移植后淋巴增殖性疾病　polymorphic PTLD
一类表现为各种大小的细胞（小、中、大细胞）和各种形态的细胞（淋巴细胞、浆细胞和转化的免疫母细胞）弥漫性和破坏性增生的淋巴增殖性疾病。可伴有细胞坏死、细胞核碎裂及中性粒细胞浸润。

08.08 组织细胞和树突状细胞肿瘤

08.107　组织细胞肉瘤　histiocytic sarcoma
又称“组织细胞髓性网状细胞增生症”“恶性组织细胞增多症”。罕见的高度恶性造血系统肿瘤。形态和免疫表型均与成熟组织细胞相似，不表达树突状细胞标志物，除外急性单核细胞白血病。成人多见，呈浸润性生长，对治疗反应不佳，预后差。

08.108　朗格汉斯细胞组织细胞增生症　Langerhans cell histiocytosis
又称“朗格汉斯细胞肉芽肿”“组织细胞增生症X”。一种表达CD1a、CD207和S100的朗格汉斯样细胞增殖性肿瘤。超微结构可见伯贝克颗粒。儿童多见，生物学行为多样。传统分为汉德-舒勒-克里斯蒂安病（Hand-Schüller-Christian disease）、孤立性嗜酸性肉芽肿、莱特勒-西韦病（Letterer-Siwe disease）三型。电镜见特异性伯贝克颗粒，超半数*BRAF* V600E基因突变。

08.109　朗格汉斯细胞肉瘤　Langerhans cell sarcoma
一种朗格汉斯细胞来源的恶性肿瘤。罕见，可发生于各年龄段。临床常见结外多器官侵犯，具有朗格汉斯细胞表型，有明显侵袭性生物学行为。患者总生存率仅为50%。

08.110　不确定性树突状细胞瘤　indeterminate dendritic cell tumour
又称“细胞类型不确定的组织细胞增生症（ICH）”。一种以免疫表型与所谓正常朗格汉斯前体细胞类似的梭形或椭圆形细胞恶性增殖为特征的疾病。细胞表达S100蛋白，而CD1a和CD207呈阴性，电镜下缺乏伯贝克颗粒或桥粒。成人多见，表现为皮肤单个或多个泛发性丘疹、结节或斑块，一般无全身症状。

08.111　指突状树突状细胞肉瘤　interdigitating dendritic cell sarcoma
又称“并指状树突状细胞肉瘤”。一种罕见的由椭圆形或梭形细胞组成的高度恶性肿瘤。形态学和免疫学符合指突状树突状细胞的特征，表达S100，不表达B、T细胞和髓系抗原及细胞角蛋白（CK）和上皮膜抗原（EMA），无伯贝克颗粒或桥粒。

08.112　滤泡树突状细胞肉瘤　follicular dendritic cell sarcoma

一种罕见的与滤泡树突状细胞形态和免疫表型相似的肿瘤。成人为主，临床表现为缓慢的无痛性淋巴结肿大。肿瘤细胞簇蛋白强阳性较为特异，电镜下可见桥粒，无伯贝克颗粒。惰性病程，大部分患者通过局部切除可痊愈。

08.113　成纤维网状细胞瘤　fibroblastic reticular cell tumor

又称“细胞角蛋白阳性间质网状细胞瘤”“成纤维树突状细胞瘤”。一种起源于成纤维网状细胞的罕见且低度恶性的肿瘤。好发于青年，主要累及淋巴结，也可累及软组织、纵隔和脾脏。瘤细胞表达波形蛋白、平滑肌抗体、肌间线蛋白、细胞角蛋白和CD68抗原。

08.114　播散型幼年性黄色肉芽肿　disseminated juvenile xanthogranuloma

又称“痣性黄色内皮细胞瘤”“幼年性黄瘤”。一种以类似皮肤型青少年黄色肉芽肿组织细胞增殖为特点的疾病。常有泡沫状巨大细胞成分。常见于婴幼儿及儿童。病变可见组织细胞脂质化、图顿细胞（Touton cell）、异物巨细胞与炎症成分。免疫组织化学显示波形蛋白、溶菌酶、CD14、CD68、CD163等阳性，S100和CD1a阴性，伯贝克颗粒缺如。青少年黄色肉芽肿分为单纯皮肤型（自限性）和系统型。

08.115　埃德海姆–切斯特病　Erdheim-Chester disease

又称“脂肪肉芽肿”“脂质肉芽肿瘤样增生症”。一种组织学特征为大量$CD68^{+}CD1a^{-}$富含脂质的泡沫样组织细胞以黄色肉芽肿性增生为浸润特点的疾病。伴有不同程度的纤维化和淋巴细胞浸润，侵犯骨骼及多种器官，伴有*BRAF* V600E突变。

08.09 其　他

08.116　非霍奇金淋巴瘤　non-Hodgkin lymphoma

一组起源于淋巴细胞或淋巴组织的恶性淋巴瘤。根据细胞来源不同又可分为B细胞、T细胞和NK细胞淋巴瘤。不同亚型临床表现、治疗策略与预后不同。

08.117　安娜堡分期　Ann Arbor stage

目前公认的淋巴瘤临床分期系统。由1971年安娜堡会议提出。根据淋巴结和结外器官受累范围分为Ⅰ～Ⅳ期，又根据有无系统性症状（发热、盗汗、消瘦）分为A、B两组。

08.118　噬血细胞综合征　hemophagocytic syndrome

又称“噬血细胞淋巴组织细胞增生症（hemophagocytic lymphohistocytosis，HLH）”。曾称“噬血细胞性网状细胞增生症（hemophagocytic reticulosis）”“反应性组织细胞增多症（reactive histiocytosis）”。由淋巴细胞和巨噬细胞异常活化所致的综合征。病情进展快，致死率高。

08.119　惰性淋巴瘤　indolent lymphoma

临床病情发展缓慢的多种淋巴瘤亚型的统称。早期患者常无明显症状，并保持多年病情稳定，后逐渐发展为需要治疗的阶段，通常不可治愈，小部分患者可转化为侵袭性淋巴瘤。

08.120　侵袭性淋巴瘤　aggressive lymphoma
一组临床进展较快的淋巴瘤亚型的统称。呈急性或亚急性病程。常见类型包括弥漫大B细胞淋巴瘤、伯基特淋巴瘤、外周T细胞淋巴瘤和淋巴母细胞淋巴瘤等。诊断后通常需要立即治疗，有治愈的可能。

08.121　燃瘤反应　tumor flare reaction
一种肿瘤治疗后的假性进展表现。可见原发肿瘤病灶增大或数目增多，可伴发热、皮疹和骨痛。最常见于免疫调节剂治疗慢性淋巴细胞白血病，利妥昔单抗单药治疗瓦尔登斯特伦巨球蛋白血症及免疫检查点抑制剂治疗，常被误判为疾病进展。

09. 出血与血栓性疾病

09.001　凝血　coagulation
血液由液体状态转为凝胶状态的过程。

09.002　外源性凝血途径　extrinsic pathway
由组织因子启动的凝血过程。

09.003　内源性凝血途径　intrinsic pathway
由凝血因子Ⅻ启动的凝血过程。

09.004　共同途径　common pathway
内源性和外源性凝血途径共同拥有的凝血通路。

09.005　凝血瀑布　coagulation cascade
又称“凝血级联反应”。一系列酶原或无活性前体蛋白（酶原）依次激活为有活性的酶，导致凝血系统显著的逐级反应放大，最终生成大量凝血酶，形成纤维蛋白凝块的过程。

09.01 出血性疾病

09.01.01 血管壁异常

09.006　遗传性出血性毛细血管扩张症　hereditary hemorrhagic telangiectasia
一种常染色体显性遗传性血管发育异常性疾病。特征性表现在于毛细血管扩张、动静脉畸形和常染色体显性遗传。

09.007　过敏性紫癜　Henoch-Schönlein purpura
儿童期常见的血管炎综合征。以非血小板减少性弥漫性荨麻疹样皮损和可触及紫癜为特征，其他表现包括关节炎、腹痛、肾炎。

09.008　单纯性紫癜　purpura simplex
以青年女性为主，与月经期关系密切的紫癜。无其他症状，仅自发性或轻微外伤后皮肤（尤其是双下肢）反复出现紫癜，血小板和凝血功能正常。

09.009　感染性紫癜　infectious purpura
病原微生物如细菌、病毒、立克次体和原虫等感染引起的紫癜。发生机制是免疫复合物或病原体直接损伤内皮细胞或自身免疫反应，使毛细血管通透性增加或毛细血管细菌性栓塞。

09.010　老年性紫癜　senile purpura
由于老年人皮肤退行性变加重，皮下脂肪和

弹性纤维丧失过多，支持毛细血管周围的胶原明显减少，毛细血管脆性增高，细小血管容易破裂所致的紫癜。

09.011　暴发性紫癜　purpura fulminans
以发热、弥散性血管内凝血伴肢端紫癜和瘀斑、低血压三联征为特征的一组综合征。

09.012　老年性血管瘤　cherry angioma
由毛细血管袢动脉瘤引起的皮肤病变。大小和数量可以随年龄增长而增加。多见于老年人。

09.013　心因性紫癜　psychogenic purpura
又称“自身红细胞致敏综合征（autoerythrocyte sensitization syndrome）”。一种以自发性疼痛性水肿性皮肤损伤并在24h内演变成皮肤瘀斑为特征的罕见病。常见诱因为严重的应急或情感创伤。多见于女性。

09.01.02 血小板异常

09.01.02.01 血小板数量异常

09.014　血小板减少　thrombocytopenia
血小板计数低于正常参考值下限的疾病。

09.015　继发免疫性血小板减少症　secondary immune thrombocytopenia
由患者伴随免疫系统相关疾病导致血小板减少的疾病。

09.016　原发免疫性血小板减少症　primary immune thrombocytopenia
曾称“特发性血小板减少性紫癜（idiopathic thrombocytopenic purpura）”“自身免疫性血小板减少性紫癜（autoimmune thrombocytopenic purpura）”。由于对自身抗原的免疫失耐受，导致免疫介导的血小板破坏增多和巨核细胞产生血小板不足的疾病。

09.017　周期性血小板减少症　cyclic thrombocytopenia
血小板周期性减少的疾病。伴有不同程度的出血症状，恢复期血小板数量正常，甚至发生血小板增多。

09.018　假性血小板减少症　pseudothrombocytopenia
血液中存在抗凝剂依赖性或不依赖性的凝集素而引起血小板聚集，导致血细胞自动计数仪提示血小板减少而实际血小板数量正常的现象。

09.019　输血后紫癜　post-transfusion purpura
输注含血小板成分血液后5～15天，突发血小板减少导致的紫癜。

09.020　药物相关性紫癜　drug-related purpura
某些药物引起的全身性紫癜。

09.021　新生儿同种免疫性血小板减少症　neonatal alloimmune thrombocytopenia，NAIT
胎儿的血小板特异性抗原刺激母体产生同种抗体，而抗体通过胎盘进入胎儿体内导致新生儿血小板减少的疾病。

09.022　反应性血小板增多症　reactive thrombocytosis
由各种继发性因素引起的血小板增多症。

09.01.02.02 血小板质量异常

09.023　先天性血小板功能异常　congenital platelet dysfunction

由先天性疾病所导致的血小板质量或数量异常的出血性疾病。

09.024　贮存池病　storage pool disease

由于贮存池含有特异性α颗粒与致密颗粒的缺乏引起的出血性疾病。

09.025　灰色血小板综合征　gray platelet syndrome

又称"α贮存池病（α-granule deficiency）"。由血小板α颗粒缺陷造成的、因瑞特染色血小板呈灰蓝色而命名的疾病。属于常染色体隐性遗传，可有终身轻中度皮肤黏膜出血表现。

09.026　赫曼斯基–普德拉克综合征　Hermansky-Pudlak syndrome

一种常染色体隐性遗传病。已确定的致病基因为*HPS1*和*ADTB3A*。临床表现为不同程度的眼、皮肤白化病及肺纤维化等。血小板计数正常或升高，血小板由于缺乏致密颗粒而功能异常，出现皮肤黏膜出血，出血时间延长。

09.027　血小板减少无桡骨综合征　thrombocytopenia and absent radii syndrome, TAR syndrome

新生儿两侧桡骨缺失伴骨髓巨核细胞减少的综合征。也可见肱骨、尺骨缺失，约1/3的患儿出现先天性心脏病。遗传方式报道不一，有常染色体显性遗传、常染色体隐性遗传、伴性隐性遗传。

09.028　血小板无力症　thrombasthenia

一种常染色体隐性遗传病。由于血小板糖蛋白Ⅱb（αⅡb，CD41）和（或）血小板糖蛋白Ⅲa（β3，CD61）质或量的异常，血小板对各种生理性诱导剂引起的聚集明显降低或缺如。

09.029　血小板型血管性血友病　platelet-type von Willebrand disease

又称"假性血管性血友病（pseudo-von Willebrand disease）"。由于血小板糖蛋白Ⅰb的β片段突变，血小板与正常血管性血友病因子（vWF）的结合增加，进而产生与2B型血管性血友病相同临床表现的疾病。

09.030　斯科特综合征　Scott syndrome

一种常染色体隐性遗传病。由单纯血小板膜磷脂促凝血活性缺乏引起。

09.031　梅–黑综合征　May-Hegglin syndrome

一种常染色体显性遗传性血小板减少症。特征是巨大血小板与中性粒细胞胞质中有嗜碱性包涵体，伴或不伴肾损害、白内障、神经性耳聋。

09.032　先天性无巨核细胞血小板减少症　congenital amegakaryocytic thrombocytopenia

主要由编码TPO受体基因（*MPL*）突变引起的疾病。表现为严重的血小板减少、骨髓巨核细胞减少或缺如，不伴有特异性躯体畸形。

09.033　塞巴斯提安综合征　Sebastian syndrome

一种罕见的常染色体显性遗传病。导致血小板减少，伴有巨大血小板、白细胞包涵体，但无肾炎、感音神经性耳聋和白内障。

09.034　肌球蛋白重链9相关疾病　myosin heavy chain 9-related disorder，MYH9-RD

一种常染色体显性遗传病。由*MYH9*基因突变导致，具有耳聋、肾炎、白内障、凝血障碍等一种或多种临床表现。

09.035　爱泼斯坦综合征　Epstein syndrome

一种肌球蛋白重链9相关疾病。表现为有出血倾向、血小板体积增大、遗传性耳聋和（或）白内障等，但无中性粒细胞包涵体。

09.036　魁北克血小板病　Quebec platelet disorder

曾称“因子Ⅴ魁北克”。一种常染色体显性遗传性出血性疾病。表现为轻度血小板减少，多种α颗粒缺陷，但形态学显示α颗粒正常。与血小板计数下降和由纤溶酶介导的α颗粒蛋白降解增加引起的α颗粒蛋白减少相关。

09.037　巨血小板综合征　Bernard-Soulier syndrome，BSS

一种常染色体隐性遗传病。由血小板糖蛋白Ⅰb/Ⅸ/Ⅴ复合物缺乏引起。

09.01.03 凝血因子异常

09.038　血友病　hemophilia

一种X染色体连锁的隐性遗传性出血性疾病。男性患者多见。出血部位多为关节或肌肉。可分为血友病A和血友病B。

09.039　血友病A　hemophilia A

由凝血因子Ⅷ（FⅧ）质或量的异常所致的一种X染色体连锁的隐性遗传性出血性疾病。男性患者多见。

09.040　血友病B　hemophilia B

又称“克里斯马斯病（Christmas disease）”。由凝血因子Ⅸ（FⅨ）质或量的异常所致的一种X染色体连锁的隐性遗传性出血性疾病。男性患者多见。

09.041　血友病B莱登型　hemophilia B Leyden

血友病B的一种类型。患者的FⅨ：C随着年龄增长而逐渐增加，严重的出血症状也逐渐减轻甚至消失，但仍可见遗留的血友病性关节病。

09.042　凝血酶原缺乏症　prothrombin deficiency

凝血酶原基因缺陷引起的常染色体隐性遗传性出血性疾病。

09.043　低凝血酶原血症　hypoprothrombinemia

由凝血酶原基因缺陷引起的常染色体隐性遗传性出血性疾病。凝血酶原抗原减少。

09.044　遗传性联合凝血因子缺乏症　hereditary combined coagulation factor deficiency

又称“家族性多因子缺乏症（familial multiple factor deficiency）”。一种由多种凝血因子缺乏引起的常染色体隐性遗传性出血性疾病。根据缺乏凝血因子的组合，分为多种类型。表现为不同程度的出血症状。

09.045　遗传性凝血酶原缺陷症　hereditary disorder of prothrombin

由于凝血因子基因缺陷导致的常染色体隐性遗传性出血性疾病。凝血酶原抗原和活性测定及基因检测有诊断意义。

09.046　遗传性凝血因子Ⅴ缺陷症　inherited factor Ⅴ deficiency

曾称"副血友病"。一种常染色体隐性遗传性出血性疾病。男女均可患病。分为2型：Ⅰ型为凝血因子Ⅴ抗原及活性同步减少；Ⅱ型为凝血因子Ⅴ结构异常所致，通常凝血因子Ⅴ抗原正常，而活性降低。

09.047　遗传性凝血因子Ⅶ缺陷症　inherited factor Ⅶ deficiency

一种常染色体隐性遗传性出血性疾病。分为凝血因子Ⅶ缺乏症和凝血因子Ⅶ异常血症。表现为凝血酶原时间（PT）延长，而活化部分凝血活酶时间（APTT）正常。

09.048　遗传性凝血因子Ⅺ缺陷症　inherited factor Ⅺ deficiency

一种常染色体隐性遗传性出血性疾病。凝血因子Ⅺ抗原或活性减低，有些患者无明显出血症状，表现为活化部分凝血活酶时间（APTT）延长，而凝血酶原时间（PT）正常。

09.049　遗传性凝血因子Ⅻ缺陷症　inherited factor Ⅻ deficiency

一种常染色体隐性遗传病。凝血因子Ⅻ抗原或活性减低，患者一般无出血症状，少数患者发生血栓栓塞。表现为活化部分凝血活酶时间（APTT）延长，而凝血酶原时间（PT）正常。

09.050　遗传性凝血因子ⅩⅢ缺陷症　inherited factor ⅩⅢ deficiency

一种罕见的常染色体隐性遗传病。凝血因子ⅩⅢ抗原或活性减低，可导致出血倾向。

09.051　因子Ⅴ-Ⅷ联合缺乏　combined factor Ⅴ-factor Ⅷ deficiency

一种常染色体隐性遗传性出血性疾病。主要由转运蛋白*LMAN1*及*MCFD2*基因突变所致。多表现为轻中度出血。活化部分凝血活酶时间（APTT）及凝血酶原时间（PT）均延长，凝血因子Ⅴ及Ⅷ活性降低。

09.052　遗传性纤维蛋白原缺陷症　hereditary disorders of fibrinogen

先天性无纤维蛋白原血症、先天性低纤维蛋白原血症（常染色体不完全隐性遗传）及先天性异常纤维蛋白原血症（常染色体显性遗传）的总称。临床表现为出血，少数出现血栓。

09.053　先天性无纤维蛋白原血症　congenital afibrinogenaemia

纤维蛋白原基因缺陷导致的常染色体不完全隐性遗传病。纤维蛋白原抗原及活性均缺失或重度减低，凝血酶时间（TT）延长，血液不凝固，基因检测可协助诊断。表现为出血，少数出现血栓。

09.054　先天性低纤维蛋白原血症　congenital hypofibrinogenemia

纤维蛋白原基因缺陷导致的纤维蛋白原抗原减少的出血性疾病。可能是无纤维蛋白原血症的一种杂合子状态，纤维蛋白原抗原减少且活性降低。

09.055　先天性异常纤维蛋白原血症　congenital dysfibrinogenemia

纤维蛋白原基因缺陷导致纤维蛋白原结构异常的常染色体显性遗传病。纤维蛋白原抗原正常但活性降低，基因检测可协助诊断。表现为出血，少数出现血栓。

09.056　先天性异常低纤维蛋白原血症　congenital hypodysfibrinogenemia

纤维蛋白原基因缺陷导致的纤维蛋白原抗

原减少和结构异常同时存在的出血性疾病。

09.057　家族性冷纤维蛋白原血症　familial cryofibrinogenemia

血浆中存在冷纤维蛋白原的一种罕见遗传病。主要表现为寒冷过敏症状、出血、血栓形成和溃疡等，血清冷纤维蛋白原测定呈阳性。

09.058　先天性维生素K依赖性凝血因子缺乏症　congenital vitamin K dependent coagulation factor deficiency

一种常染色体隐性遗传性出血性疾病。表现为活化部分凝血活酶时间（APTT）及凝血酶原时间（PT）延长，维生素K依赖性凝血因子（FⅡ、FⅦ、FⅨ、FⅩ、PC及PS）缺乏。

09.059　血管性血友病　von Willebrand disease

由于血管性血友病因子（vWF）基因突变导致血浆血管性血友病因子数量减少或质量异常的遗传性出血性疾病。多为常染色体显性遗传，少数为常染色体隐性遗传。

09.060　获得性血友病　acquired hemophilia

由体内产生抑制凝血因子Ⅷ的特异性自身抗体引起的出血性疾病。

09.061　维生素K依赖性凝血因子缺乏症　vitamin K dependent coagulation factor deficiency

由维生素K缺乏导致的凝血因子减少的出血性疾病。

09.062　继发性冷纤维蛋白原血症　secondary cryofibrinogenemia

由肿瘤、血栓或者感染性疾病引起的血浆中存在冷纤维蛋白原的疾病。

09.01.04 抗凝与纤溶异常

09.063　抗凝血酶缺乏症　antithrombin deficiency

由循环中抗凝血酶Ⅲ缺乏（ATⅢ）导致血栓风险增加的疾病。

09.064　抗磷脂综合征　antiphospholipid syndrome

一种获得性的血栓形成疾病。血液循环中存在对抗阴离子磷脂蛋白复合物的自身抗体。

09.065　类肝素样抗凝物　heparin-like anticoagulant

循环中存在的内源性类肝素样抗凝物质。通过与抗凝血酶Ⅲ结合，抑制凝血活酶生成。

09.02 血栓性疾病

09.02.01 概　述

09.066　血栓　thrombus

由细胞成分、凝血因子活化共同作用下，在心血管内膜面发生血液成分析出、凝集和凝固所形成的固体状物质。

09.067　栓塞　embolism

不溶于血液的异常物质出现于循环血液中，并随血液流动，进而阻塞血管管腔的现象。

09.068　易栓症　thrombophilia

由于抗凝蛋白、凝血因子、纤溶蛋白等遗传性或获得性缺陷，或者存在获得性危险因素而具有高血栓栓塞倾向的疾病状态。

09.069　血栓形成　thrombosis
在活体心脏和血管内，血液发生凝固或血液中某些有形成分凝集形成固体质块的过程。

09.070　血栓栓塞　thromboembolism
由血栓或血栓的一部分脱落引起的栓塞。

09.071　溶栓　thrombolysis
用药物等将心脏或血管内血栓清除的过程。

09.072　动脉血栓栓塞　arterial thromboembolism
动脉粥样硬化斑块破溃或内皮细胞受到损伤时，血小板黏附、聚集，造成管腔狭窄，使得局部积蓄有效浓度的凝血酶，凝血酶使纤维蛋白原转变成纤维蛋白而形成血栓所导致的栓塞。

09.073　肺栓塞　pulmonary embolism
内源性或外源性栓子堵塞肺动脉或其分支引起肺循环障碍的临床和病理生理综合征。

09.074　静脉血栓栓塞　venous thromboembolism
静脉内血凝块形成，或由血栓或血栓的一部分脱落至静脉内引起的栓塞。使血管完全或不完全阻塞，导致静脉回流障碍。

09.075　深静脉血栓　deep vein thrombosis，DVT
血液在深静脉内不正常凝固引起的静脉回流障碍性疾病。多发生于下肢。

09.076　血栓性静脉炎　thrombophlebitis
静脉内血栓形成以后，发生静脉对血栓的炎性反应。

09.077　移动性血栓静脉炎　thrombophlebitis migrans
又称“复发性特发性血栓性静脉炎”。以游走于全身不同部位、反复发作为特征的血栓性静脉炎。主要侵犯全身大小静脉，具有游走性和复发性的特点。

09.02.02　易　栓　症

09.078　先天性蛋白 C 缺乏症　congenital protein C deficiency
一种由蛋白C基因缺陷导致的循环中蛋白C缺乏的遗传性易栓症。多数呈常染色体显性（或不完全显性）遗传，部分纯合蛋白C缺陷表现为隐性遗传。

09.079　先天性蛋白 S 缺乏症　congenital protein S deficiency
由蛋白S基因突变导致的循环中蛋白S缺乏的遗传性易栓症。为常染色体显性遗传病。

09.080　先天性活化蛋白 C 抵抗症　congenital activated protein C resistance
凝血因子Ⅴ（FⅤ）基因突变生成凝血活性正常而对活化蛋白C的降解作用不敏感的变异型FⅤ，导致血栓危险性增高的疾病。

09.081　先天性微血管病性溶血性贫血　Upshaw-Schulman syndrome
由于先天存在基因异常并在感染、妊娠等诱因下微小血管微血栓形成引起红细胞破碎而发生的溶血性贫血综合征。

09.082　因子Ⅴ莱登突变　factor Ⅴ Leiden mutation
凝血因子Ⅴ基因第10外显子的单核苷酸错义突变。抑制活化蛋白C的作用，阻止凝血因子V的失活，导致凝血酶过剩，增加血栓风险。为常染色体不完全显性遗传。

09.083　获得性蛋白C缺乏症　acquired protein C deficiency

由于长期不进食、胆汁阻塞、肝病等因素继发性引起循环中蛋白C缺乏，降低了机体抗凝和促纤溶作用，从而导致患者血栓风险增加的疾病。

09.084　获得性蛋白S缺乏症　acquired protein S deficiency

由长期不进食、胆汁阻塞、肝病等因素继发性引起循环中蛋白S缺乏，从而降低了机体抗凝和促纤溶作用，导致患者血栓风险增加的疾病。

09.085　蛋白C抑制物　protein C inhibitor

一种分子量为57 000的单链多肽。产生于肝脏。既有抑制活化蛋白C而促凝的作用，又有抑制凝血酶、凝血因子Xa而抗凝的作用。

09.03 其　　他

09.086　弥散性血管内凝血　disseminated intravascular coagulation，DIC

继发于潜在的疾病，以血管内凝血机制激活为特征的系统性疾病。纤维蛋白沉积在微血管及中小血管中，导致器官功能障碍，血小板及凝血因子的持续性消耗导致严重的出血。

09.087　肝素诱导的血小板减少症　heparin-induced thrombocytopenia

在应用肝素类药物过程中出现的、由抗体介导的肝素不良反应，以血小板计数降低为主要表现的疾病。

09.088　血栓性血小板减少性紫癜　thrombotic thrombocytopenic purpura，TTP

一组微血管血栓出血综合征。由ADAMTS13酶数量减少或产生ADAMTS13酶抗体导致。

09.089　血栓性微血管病　thrombotic microangiopathy，TMA

一组急性临床综合征。呈微血管病性溶血性贫血、血小板减少及由于微循环中血栓形成造成的器官受累表现。

10. 特 殊 治 疗

10.01 治 疗 方 法

10.001　化学治疗　chemotherapy

简称“化疗”。用有细胞杀伤或调节作用的化学合成药物或药物组合治疗疾病的方法。

10.002　放射治疗　radiotherapy

简称“放疗”。用各种放射线（包括α、β、γ射线，X射线，高能粒子射线等）的生物学效应破坏细胞、抑制其生长及造成细胞死亡的治疗方法。

10.003　免疫治疗　immunotherapy

应用免疫学理论与方法，通过主动或被动方法调节人体免疫机制，达到杀灭肿瘤目的的一种生物治疗方法。

10.004　免疫抑制治疗　immunosuppressive therapy

抑制机体淋巴细胞（主要是T细胞）免疫功能的药物性治疗。主要药物包括抗人淋巴细胞球蛋白/抗人胸腺细胞球蛋白、环孢素、环磷酰胺、他克莫司、西罗莫司、硫唑嘌呤等。

10.005　造血干细胞移植　hematopoietic stem cell transplantation，HSCT

对患者进行预处理后，将来自正常供者或自体的造血干细胞注入患者体内，使之重建正常造血和免疫功能的一种治疗方法。

10.006　光照疗法　photopheresis

又称“光化学疗法”。分离外周血单个核细胞，将8-甲基补骨脂素掺入细胞并经长波紫外线处理，然后回输，从而达到抑制肿瘤细胞或免疫细胞增殖目的的治疗方法。

10.007　细胞治疗　cell therapy

将正常或生物工程改造过的人体细胞移植或输入患者体内，用有功能的细胞替代丧失功能的细胞，修复病变或损伤的组织，或者使这些细胞具有更强的免疫杀伤功能，进一步杀死病原体和肿瘤细胞，从而达到治疗疾病目的的治疗方法。

10.008　嵌合抗原受体T细胞治疗　chimeric antigen receptor T cell therapy，CAR-T cell therapy

又称“CAR-T细胞治疗”。对T细胞进行基因修饰，导入编码嵌合抗原受体（CAR）的基因，体外培养生成大量肿瘤特异的CAR-T细胞，这些T细胞利用CAR受体特异性靶向结合到肿瘤细胞，并快速杀死肿瘤细胞的治疗方法。

10.009　细胞因子释放综合征　cytokine release syndrome，CRS

应用单克隆抗体、CAR-T细胞及细胞因子等治疗后，淋巴细胞活化并释放出大量细胞因子导致的一组临床综合征。

10.010　CAR-T 细胞相关性脑病综合征　CAR-T cell related encephalopathy syndrome，CRES

CAR-T细胞治疗过程中的一种特殊并发症。表现为中毒性脑病，可能与细胞因子释放、血脑屏障功能异常等有关。

10.011　肿瘤免疫逃逸　tumor immune escape

肿瘤细胞通过多种机制逃避机体免疫系统的识别和攻击，从而得以在体内生存和增殖的现象。

10.012　脱靶效应　on-target/off-tumor recognition

CAR-T细胞在攻击肿瘤细胞时，误伤了同样表达靶点抗原的正常组织细胞，从而引起正常组织损伤或免疫缺陷的现象。

10.013　嵌合抗原受体NK细胞治疗　chimeric antigen receptor NK cell therapy

通过基因工程修饰，在NK细胞表面表达能够与肿瘤特定抗原结合的嵌合抗原受体（CAR），回输后能够特异性识别带有特定抗原的肿瘤细胞，引发免疫反应，从而达到清除肿瘤细胞目的的治疗方法。

10.014　双特异性抗体　bispecific antibody

含有2种特异性抗原结合位点的人工抗体。能在靶细胞和功能分子（细胞）之间架起桥梁，激发具有导向性的免疫反应。

10.02 造血干细胞移植相关

10.015 移植物 graft
造血干细胞移植时注入患者体内的正常供者或自体造血细胞。可来自骨髓、动员后采集的外周血或脐带血。

10.016 外周血干细胞移植 peripheral blood stem cell transplantation，PBSCT
使用动员后采集的外周血来源的造血细胞作为移植物的一种造血干细胞移植方式。

10.017 骨髓移植 bone marrow transplantation，BMT
使用骨髓来源的造血细胞作为移植物的一种造血干细胞移植方式。

10.018 供者 donor
提供造血干细胞移植过程中所使用的移植物的个体。

10.019 自体造血干细胞移植 autologous hematopoietic stem cell transplantation，auto-HSCT
造血干细胞取自患者自身的造血干细胞移植。

10.020 同基因造血干细胞移植 syngeneic hematopoietic stem cell transplantation，syn-HSCT
移植物来自遗传基因完全相同的单卵双生供者的造血干细胞移植。

10.021 异基因造血干细胞移植 allogeneic hematopoietic stem cell transplantation，allo-HSCT
移植物来自同种异基因供者的造血干细胞移植。

10.022 脐血造血干细胞移植 cord blood stem cell transplantation，CBSCT
移植物来自新生儿脐带血的造血干细胞移植。

10.023 单倍体造血干细胞移植 haploidentical hematopoietic stem cell transplantation，haplo-HSCT
移植物来自人类白细胞抗原配型半相合供者的造血干细胞移植。

10.024 无关供者造血干细胞移植 unrelated donor hematopoietic stem cell transplantation
移植物来自非血缘关系供者的造血干细胞移植。

10.025 T细胞去除 T cell depletion
去除移植物中的T细胞以预防移植物抗宿主病的移植方式。

10.026 T细胞保留 T cell retention
保留移植物中的T细胞以减少复发和排斥风险的移植方式。

10.027 体内净化 purging *in vivo*
在动员自体造血干细胞过程中，利用化疗、抗体等方法清除患者体内肿瘤细胞，达到降低移植后复发率的方法。

10.028 体外净化 purging *in vitro*
在自体造血干细胞采集后，利用药物和免疫方法在体外处理移植物、清除肿瘤细胞，达到降低移植后复发率的方法。

10.029 血细胞单采术 hemapheresis
利用离心分离技术采集某一种或几种血细胞成分的方法。

10.030　混合淋巴细胞培养实验　mixed lymphocyte culture test

一种用于检测受体和供体主要组织相容性抗原相容程度的方法。将供体和受体淋巴细胞在培养液中混合培养，不相容的程度由经历了转化和有丝分裂的细胞数量来表示，或者由放射性同位素标记的胸苷的摄取来表示。

10.031　人类白细胞抗原　human leucocyte antigen，HLA

人类主要组织相容性复合物的表达产物。是目前所知人体最复杂的遗传多态系统。根据编码分子的特性不同可分成三类：Ⅰ类、Ⅱ类和Ⅲ类。

10.032　预处理　conditioning，pretreating

在输注移植物之前，为达到清除患者体内异常细胞和免疫屏障的目的，对患者实施的准备措施。包括化疗、放疗、细胞治疗和单克隆抗体输注等。

10.033　清髓性预处理　myeloablative conditioning，MAC

患者接受预处理后1～3周出现不可逆的骨髓抑制和全血细胞减少，恢复造血功能必须经造血干细胞支持的预处理方法。

10.034　减低强度预处理　reduced-intensity conditioning，RIC

在保证移植物植入的前提下，使用毒性较低的药物以提高安全性、降低移植相关死亡率的改良预处理方法。强度介于清髓与非清髓预处理之间。

10.035　非清髓性预处理　nonmyeloablative conditioning，NMAC

仅造成轻度的骨髓抑制，在没有造血干细胞支持的情况下，患者的造血功能可以在较短时间内自行恢复的低强度预处理方法。

10.036　全身放射治疗　total body irradiation，TBI

在保证治疗量在全身均匀分布的情况下对患者全身进行放射治疗的方法。

10.037　移植物抗宿主病　graft versus host disease，GVHD

在异基因造血干细胞移植物植入后，来自不相合供者的免疫细胞对宿主细胞产生免疫反应，引起宿主组织脏器损伤所导致的疾病。

10.038　急性移植物抗宿主病　acute graft versus host disease，aGVHD

常在移植100天内发生的，由细胞因子风暴激活的供者T细胞引发的免疫损伤所导致的，主要累及皮肤、肝脏和胃肠道的一组疾病。

10.039　慢性移植物抗宿主病　chronic graft versus host disease，cGVHD

常在移植100天以后发生的、主要表现为多脏器组织炎性纤维化及器官功能减退的自身免疫样综合征。

10.040　植入综合征　engraftment syndrome

由于促炎因子的大量释放及中性粒细胞的胞内颗粒和氧化代谢产物的释放，造成全身性内皮损伤而出现的移植早期并发症。

10.041　肝静脉闭塞病　hepatic venous occlusive disease，HVOD

多因素导致的肝静脉血管内皮细胞损伤产生的以肝肿大伴疼痛、体重增加及血清胆红素升高为表现的并发症。

10.042　出血性膀胱炎　hemorrhagic cystitis，HC

由于药物、感染、移植物抗宿主病等导致膀

胱移行上皮和血管损伤而产生的以血尿为主要表现的并发症。

10.043 植入失败 engraftment failure

造血干细胞移植后外周血三系造血细胞（中性粒细胞、红细胞、血小板）未能成功获得恢复的情况。可根据是否获得过造血重建分为原发性植入失败与继发性植入失败。

10.044 完全供者细胞嵌合体 complete donor chimerism

移植后受者体内的所有造血及淋巴细胞都来源于供者。

10.045 混合性嵌合体 mixed chimerism

移植后受者体内受者和供者来源的造血及淋巴细胞同时存在。

10.046 完全受者细胞嵌合体 complete recipient chimerism

移植后受者体内的所有造血及淋巴细胞均来源于受者。

10.047 移植物排斥 graft rejection

受者免疫系统对同种异体、异种组织和器官移植物所产生的特异性免疫应答，使移植物发生炎症、损伤和损毁的过程。

10.048 移植物抗肿瘤 graft versus tumor，GVT

在异基因造血干细胞移植中移植物来源的免疫效应因子，尤其是免疫细胞介导的抗肿瘤反应对肿瘤的杀伤作用。

10.049 移植物抗白血病 graft versus leukemia，GVL

白血病的造血干细胞移植中，移植物来源的免疫效应因子、免疫细胞介导的抗白血病反应。是异基因造血干细胞移植治疗白血病的机制之一。

10.050 移植物抗宿主反应 graft versus host reaction，GVHR

移植物对宿主组织器官的免疫病理反应。可导致受者组织器官损伤。

10.051 同种抗体 alloantibody

针对来自同一物种成员的非自身抗原产生的一种抗体。

10.052 同种免疫 alloimmunity

由同一物种抗原引起的免疫。主要包括血型抗原同种免疫和组织相容性抗原同种免疫。

10.053 同种异基因移植物 allograft

来自同一物种而具有不同遗传学基因背景的组织器官移植物。

10.054 同种抗原 alloantigen

同一物种不同个体之间存在的特异性抗原。人类重要的同种抗原有组织相容性抗原（HLA抗原）、血型抗原（如ABO抗原）和免疫球蛋白遗传标志抗原等。

10.055 供者特异性抗 HLA 抗体 donor specific anti-HLA antibody，DSA

受体体内与供者不相合HLA抗原位点相匹配的抗体。

10.056 供者淋巴细胞输注 donor lymphocyte infusion，DLI

异基因造血干细胞移植后，在特定时间输注供者淋巴细胞，达到增强移植物抗白血病或肿瘤效应目的的方法。

10.03 输　　血

10.057　ABO 血型系统　ABO blood group system
根据红细胞表面有无特异性抗原（凝集原）A和B来划分的血液类型系统。根据凝集原A、B的分布把血液分为A、B、AB、O四型。

10.058　ABO 血型主要不合　major ABO incompatibility
造血干细胞移植供者具有受者不具备的血型抗原。如供者为A、B、AB型，受者为O型；供者为AB型，受者为A或B型。

10.059　ABO 血型次要不合　minor ABO incompatibility
造血干细胞移植供者具有受者不具备的血型抗体。如供者为A、B、O型，受者为AB型；或供者为O型，受者为A或B型。

10.060　ABO 血型主次要不合　major plus minor ABO incompatibility
兼具ABO血型主要和次要不合的特征。如供者为A型，受者为B型；或供者为B型，受者为A型。

10.061　Rh 血型系统　Rh blood group system
一种血型分类系统。指红细胞表面有无RhD抗原：Rh+，称作“Rh阳性”或“Rh显性”，即红细胞有RhD抗原；Rh−，称作“Rh阴性”或“Rh隐性”，即红细胞没有RhD抗原。

10.062　Rh 抗原　Rh antigen
一种红细胞抗原。Rh血型系统中含有5种常见抗原，即C、c、D、E、e，凡人体血液红细胞含D抗原为Rh阳性，否则为阴性。

10.063　刘易斯血型系统　Lewis blood group system
一种血型分类系统。该血型是一种存在于唾液与血浆中的可溶性抗原。红细胞通过从血浆中吸附刘易斯（Lewis）血型物质于红细胞上获得刘易斯表型。

10.064　成分输血　blood components transfusion
用物理方法分离全血，制成各种有效成分（如红细胞、白血病、血小板和血浆）较浓和较纯的制品进行的输注。

10.065　洗涤红细胞　washed red blood cell
将浓缩红细胞用生理盐水洗涤、采用血细胞分离机或三联塑料血袋离心、洗涤，使其血浆去除率＞99%、白细胞去除率＞80%、红细胞回收率＞70%的方法。

10.066　悬浮红细胞　suspended red blood cell
将全血离心后移除90%以上的血浆，再用代血浆（羟乙基淀粉和葡萄糖）或晶体盐保存液（如氯化钠、腺嘌呤、葡萄糖等）代替移出的血浆而制成的红细胞成分血。

10.067　浓缩红细胞　packed red blood cell
将采集到的多联袋内全血中的大部分血浆在全封闭的条件下分离出后剩余的部分所制成的血细胞成分血。

10.068　交叉配血　crossmatch
受血者血清加供血者红细胞悬液、供血者血清加受血者红细胞悬液同时进行的凝集试验。

10.069　粒细胞输注　granulocyte infusion
用血细胞分离机将粒细胞采集出来回输给患者的方法。

10.070　血小板输注　platelet transfusion

将血细胞分离机采集的单采血小板回输给患者的方法。

10.071　血小板无效输注　platelet transfusion refractoriness

患者在连续两次接受足够剂量的血小板输注后仍处于无反应状态的现象。

10.072　新鲜冰冻血浆　fresh frozen plasma

从枸橼酸钠抗凝的全血中分离出、于采血后6小时内在−18℃以下冷冻保存的血浆。

10.073　冷沉淀　cryoprecipitate

新鲜冰冻血浆融化后的沉淀物。主要含凝血因子Ⅷ、纤维蛋白原、凝血因子ⅩⅢ。

10.074　过敏反应　anaphylaxis

一种输血不良反应。轻重不一，可表现为皮肤瘙痒、荨麻疹、血压下降甚至休克。

10.075　发热性非溶血性输血反应　febrile non-hemolytic transfusion reactions

一种输血不良反应。表现为在输血过程中或者输血后体温升高，常见于输注血小板悬液。是由患者血浆中的白细胞抗体与血制品中的白细胞相互反应所致，或者由血制品储存过程中产生的细胞因子所致。

10.076　输血相关移植物抗宿主病　transfusion associated graft versus host disease, T-GVHD

供血者的淋巴细胞在受血者体内植入并增殖，而受血者无能力辨认与破坏这种具有免疫活性的淋巴细胞，植入的细胞与受血者的组织发生反应，引起的移植物抗宿主病。

10.077　血浆置换　plasma exchange

一种常见的体外循环血液净化疗法。将全血引出体外分离成血浆和细胞成分，并将患者的血浆舍弃，然后将新鲜血浆、白蛋白溶液、平衡液等血浆代用品代替分离出的血浆回输的过程，以达到减轻病理损害、清除致病物质的目的。

英汉索引

A

additional material of unknown origin　不明来源的额外物质　04.246
adenosine deaminase deficiency　腺苷脱氨酶缺乏症　06.048
adenosine triphosphatase deficiency　腺苷三磷酸酶缺乏症　05.115
adenylate kinase deficiency　腺苷酸激酶缺乏症　05.116
a disintegrin and metalloprotease with athrombospondin type 1 motif member 13　血管性血友病因子裂解蛋白酶　02.141
adult T-cell leukemia　成人T细胞白血病　08.084
AEL　急性红白血病　07.041
aggressive lymphoma　侵袭性淋巴瘤　08.120
aggressive NK-cell leukemia　侵袭性NK细胞白血病　08.080
AGLT　酸化甘油溶解试验　04.040
aGVHD　急性移植物抗宿主病　10.038
AITL　血管免疫母细胞性T细胞淋巴瘤　08.095
ALCL　间变性大细胞淋巴瘤　08.097
Alder-Reilly anomaly　奥-赖畸形　04.132
aldolase deficiency　醛缩酶缺乏症　05.112
ALIP　幼稚前体细胞异常定位　04.181
ALK　间变性淋巴瘤激酶　08.098
alkaline phosphatase antialkaline phosphatase stain　碱性磷酸酶抗碱性磷酸酶染色　04.153
ALL　急性淋巴细胞白血病　08.002
allele　等位基因　04.311
allelic variation　等位基因变异　04.312
alloantibody　同种抗体　10.051
alloantigen　同种抗原　10.054
allogeneic hematopoietic stem cell transplantation　异基因造血干细胞移植　10.021
allograft　同种异基因移植物　10.053
allo-HSCT　异基因造血干细胞移植　10.021
alloimmunity　同种免疫　10.052
ALPS　自身免疫性淋巴增殖综合征　08.102
AML　急性髓系白血病　07.033
amyloidosis　淀粉样变性　04.200
anaphylaxis　过敏反应　10.074
anaplastic large cell lymphoma　间变性大细胞淋巴瘤　08.097
anaplastic lymphoma kinase　间变性淋巴瘤激酶　08.098
anemia　贫血　05.001
anemia of chronic disease　慢性病贫血　05.153
anemia of chronic liver disease　慢性肝病贫血　05.150
anemia of chronic renal disease　慢性肾病贫血　05.152
anemia of inflammation　*炎症性贫血　05.153
aneuploid　非整倍体　04.238
angiofollicular lymph node hyperplasia　*血管滤泡性淋巴样增生　08.052
angioimmunoblastic T cell lymphoma　血管免疫母细胞性T细胞淋巴瘤　08.095
anisochromasia　红细胞色素不均　04.098
Ann Arbor stage　安娜堡分期　08.117
antibody secreting cell　*抗体分泌细胞　02.081
anticardiolipin antibody　抗心磷脂抗体　02.164
anti-hemophilia factor　*抗血友病因子　02.122
antiphospholipid antibody　抗磷脂抗体　02.163
antiphospholipid syndrome　抗磷脂综合征　09.064
α_2-antiplasmin activity assay　α_2抗纤溶酶活性测定　04.066
antithrombin　抗凝血酶　02.161
antithrombin activity test　抗凝血酶活性测定　04.068
antithrombin deficiency　抗凝血酶缺乏症　09.063
APCR　活化蛋白C抵抗　02.159
APL　急性早幼粒细胞白血病　07.035
aplastic anemia　再生障碍性贫血　05.011
aplastic crisis　再生障碍危象　05.032
apoferritin　脱铁铁蛋白　04.020
apoptosis　凋亡　04.289
APTT　活化部分凝血活酶时间　04.056
arterial thromboembolism　动脉血栓栓塞　09.072
asymptomatic myeloma　*无症状骨髓瘤　08.060
AT　抗凝血酶　02.161
ataxia telangiectasia　共济失调毛细血管扩张症　06.045
atrophic glossitis　萎缩性舌炎　03.008
Auer rod　奥氏小体，*棒状小体　04.131
autoerythrocyte sensitization syndrome　*自身红细胞致敏综合征　09.013
auto-HSCT　自体造血干细胞移植　10.019
autoimmune lymphoproliferative syndrome　自身免疫性淋巴增殖综合征　08.102
autoimmune thrombocytopenic purpura　*自身免疫性血小板减少性紫癜　09.016
autologous hematopoietic stem cell transplantation　自体造血干细胞移植　10.019

B

C

carboxyhemoglobin 碳氧血红蛋白 05.046
CAR-T cell related encephalopathy syndrome CAR-T细胞相关性脑病综合征 10.010
CAR-T cell therapy 嵌合抗原受体T细胞治疗，*CAR-T细胞治疗 10.008
Castleman disease 卡斯尔曼病 08.052
CBSCT 脐血造血干细胞移植 10.022
CCUS 意义未明克隆性血细胞减少 07.027
CD 分化抗原，*分化簇，*分类决定簇 04.209
CDP 树突状共同祖细胞 02.031
CEL 慢性嗜酸性粒细胞白血病 07.012
cell therapy 细胞治疗 10.007
cellular immunity 细胞免疫 02.002
central nervous system leukemia 中枢神经系统白血病 07.060
centric fusion *着丝粒融合 04.261
centroblast 中心母细胞 04.194
centromere 着丝粒 04.276
CFT 毛细血管脆性试验 04.046
CFU 集落形成单位 02.014
CFU-E 红系集落形成单位 02.018
CFU-G 粒细胞集落形成单位 02.020
CFU-GM 粒-巨噬细胞集落形成单位 02.019
CFU-Meg 巨核细胞集落形成单位 02.022
CFU-mix 混合细胞集落形成单位 02.016
CGH 比较基因组杂交 04.223
cGVHD 慢性移植物抗宿主病 10.039
Chediak-Higashi syndrome 白细胞异常色素减退综合征 06.027
chemokine 趋化因子 02.180
chemotherapy 化学治疗，*化疗 10.001
cherry angioma 老年性血管瘤 09.012
chimeric antigen receptor NK cell therapy 嵌合抗原受体NK细胞治疗 10.013
chimeric antigen receptor T cell therapy 嵌合抗原受体T细胞治疗，*CAR-T细胞治疗 10.008
CHIP 潜能未定克隆性造血 07.029
cHL 经典型霍奇金淋巴瘤 08.010
chloroma 绿色瘤 07.048
Christmas disease *克里斯马斯病 09.040
chromosome banding 染色体显带 04.228
chromosome break 染色体断裂 04.226
chromosome fragility 染色体脆性 04.225
chronic active EBV infection 慢性活动性EB病毒感染 08.081
chronic aplastic anemia 慢性再生障碍性贫血 05.013
chronic eosinophilic leukemia 慢性嗜酸性粒细胞白血病 07.012
chronic graft versus host disease 慢性移植物抗宿主病 10.039
chronic granulomatosis 慢性肉芽肿病 06.026
chronic lymphocytic leukemia 慢性淋巴细胞白血病 08.016
chronic lymphoproliferative disorder of NK cell NK细胞慢性淋巴增殖性疾病 08.079
chronic myelogenous leukemia 慢性髓细胞性白血病，*慢性粒细胞白血病 07.002
chronic myelomonocytic leukemia 慢性粒-单核细胞白血病 07.013
chronic neutrocytosis 慢性中性粒细胞增多症 06.005
chronic neutropenia 慢性中性粒细胞减少症 06.004
chronic neutrophilic leukemia 慢性中性粒细胞白血病 07.006
chronic phase of chronic myelogenous leukemia 慢性髓细胞性白血病慢性期 07.003
Chuvash polycythemia *楚瓦什红细胞增多症 05.169
circulating anticoagulant 循环抗凝物 02.166
classical Hodgkin lymphoma 经典型霍奇金淋巴瘤 08.010
CLL 慢性淋巴细胞白血病 08.016
clonal cytopenia of undetermined significance 意义未明克隆性血细胞减少 07.027
clonal hematopoiesis 克隆性造血 07.028
clonal hematopoiesis of indeterminate potential 潜能未定克隆性造血 07.029
clot retraction test 血块收缩试验 04.051
cloud-like nuclei 云朵样核 04.185
CLP 淋系共同祖细胞 02.026
cluster of differentiation 分化抗原，*分化簇，*分类决定簇 04.209
CML 慢性髓细胞性白血病，*慢性粒细胞白血病 07.002
CMML 慢性粒-单核细胞白血病 07.013
CMP 髓系共同祖细胞 02.027
CNL 慢性中性粒细胞白血病 07.006
CNSL 中枢神经系统白血病 07.060
CNV 拷贝数变异 04.321
coagulation 凝血 09.001

coagulation cascade 凝血瀑布，*凝血级联反应 09.005
coagulation factor 凝血因子 02.116
coagulation factor Ⅴ 凝血因子Ⅴ 02.120
coagulation factor Ⅶ 凝血因子Ⅶ 02.121
coagulation factor Ⅷ 凝血因子Ⅷ 02.122
coagulation factor Ⅸ 凝血因子Ⅸ 02.123
coagulation factor Ⅹ 凝血因子Ⅹ 02.124
coagulation factor Ⅺ 凝血因子Ⅺ 02.125
coagulation factor Ⅻ 凝血因子Ⅻ 02.126
coagulation factor XⅢ 凝血因子XⅢ 02.127
coagulation factor activity assay 凝血因子活性测定 04.058
coagulation factor antigen assay 凝血因子抗原测定 04.059
cobra venom factor hemolysis test 蛇毒因子溶血试验 04.031
coefficient of variation of RDW 红细胞体积分布宽度变异系数 04.009
cold active antibody autoimmune hemolytic anemia 冷抗体型自身免疫性溶血性贫血 05.121
cold agglutinin 冷凝集素 05.122
cold agglutinin disease 冷凝集素病 05.124
cold agglutinin syndrome 冷凝集素综合征 05.125
cold agglutinin test 冷凝集素试验 04.045
colony-forming unit 集落形成单位 02.014
colony-forming unit-erythroid 红系集落形成单位 02.018
colony-forming unit-granulocyte 粒细胞集落形成单位 02.020
colony-forming unit-granulocyte/macrophage 粒-巨噬细胞集落形成单位 02.019
colony-forming unit-megakaryocyte 巨核细胞集落形成单位 02.022
colony-forming unit-mix 混合细胞集落形成单位 02.016
colony-stimulating factor 集落刺激因子 02.171
colony-stimulating factor 1 *集落刺激因子1 02.173
colony-stimulating factor 2 *集落刺激因子2 02.174
colony-stimulating factor 3 *集落刺激因子3 02.172
combined factor Ⅴ-factor Ⅷ deficiency 因子Ⅴ-Ⅷ联合缺乏 09.051
comet assay 彗星试验，*单细胞凝胶电泳实验 04.283
common dendritic progenitor 树突状共同祖细胞 02.031
common lymphoid progenitor 淋系共同祖细胞 02.026
common monocyte progenitor 单核共同祖细胞 02.032
common myeloid progenitor 髓系共同祖细胞 02.027
common pathway 共同途径 09.004
common variable immunodeficiency 普通变异型免疫缺陷病 06.046
comparative genomic hybridization 比较基因组杂交 04.223
complete donor chimerism 完全供者细胞嵌合体 10.044
complete recipient chimerism 完全受者细胞嵌合体 10.046
complex chromatid interchange 复杂染色单体互换，*复杂射体 04.256
composite karyotype 混合型核型 04.259
compound heterozygote 复合杂合子 04.239
conditioning 预处理 10.032
congenital activated protein C resistance 先天性活化蛋白C抵抗症 09.080
congenital afibrinogenaemia 先天性无纤维蛋白原血症 09.053
congenital amegakaryocytic thrombocytopenia 先天性无巨核细胞血小板减少症 09.032
congenital dyserythropoietic anemia 先天性红细胞生成异常性贫血 05.141
congenital dysfibrinogenemia 先天性异常纤维蛋白原血症 09.055
congenital erythropoietic porphyria 先天性红细胞生成性卟啉病 05.182
congenital hypodysfibrinogenemia 先天性异常低纤维蛋白原血症 09.056
congenital hypofibrinogenemia 先天性低纤维蛋白原血症 09.054
congenital β-lipoprotein deficiency 先天性β-脂蛋白缺乏症 05.090
congenital neutropenia 先天性中性粒细胞减少症 06.007
congenital non-spherocytic hemolytic anemia 先天性非球形红细胞溶血性贫血，*遗传性非球形红细胞溶血性贫血 05.094
congenital platelet dysfunction 先天性血小板功能异常 09.023
congenital protein C deficiency 先天性蛋白C缺乏症 09.078
congenital protein S deficiency 先天性蛋白S缺乏症 09.079
congenital pure red cell aplasia 先天性纯红细胞再生障碍 05.025

congenital transferrin deficiency 先天性转铁蛋白缺乏症 05.163
congenital vitamin K dependent coagulation factor deficiency 先天性维生素K依赖性凝血因子缺乏症 09.058
Congo red staining 刚果红染色 04.173
constitutional anomaly 体质性异常 04.269
copy number variant 拷贝数变异 04.321
cord blood stem cell transplantation 脐血造血干细胞移植 10.022
CRES CAR-T细胞相关性脑病综合征 10.010
cross-lineage 系别交叉，*跨系抗原表达 04.210
crossmatch 交叉配血 10.068
CRS 细胞因子释放综合征 10.009
CRT 血块收缩试验 04.051
cryoprecipitate 冷沉淀 10.073
CSF 集落刺激因子 02.171
cyclic neutropenia 周期性中性粒细胞减少症 06.006
cyclic thrombocytopenia 周期性血小板减少症 09.017
cyclin 周期蛋白 04.299
cyclin-dependent kinase 周期蛋白依赖[性]激酶 04.300
cyclin-dependent kinase inhibitor 周期蛋白依赖[性]激酶抑制因子 04.301
cytochemical stain 细胞化学染色 04.149
cytokine 细胞因子 02.167
cytokine release syndrome 细胞因子释放综合征 10.009
cytotoxic T cell 细胞毒性T[淋巴]细胞 02.072

D

D-dimer D-二聚体 02.144
decay accelerating factor 衰变加速因子 04.034
deep vein thrombosis 深静脉血栓 09.075
deletion 缺失 04.264
dendritic cell 树突状细胞 02.086
dense granule 致密颗粒 02.102
derivative chromosome 衍生染色体 04.274
DI 脱氧核糖核酸指数 04.234
Diamond-Blackfan syndrome *戴-布综合征 05.025
DIC 弥散性血管内凝血 09.086
dicentric chromosome 双着丝粒染色体 04.267
differentiation syndrome 分化综合征，*维A酸综合征 07.036
diffuse large B-cell lymphoma 弥漫大B细胞淋巴瘤 08.046
2, 3-diphosphoglycerate mutase deficiency 2, 3-二磷酸甘油酸变位酶缺乏症 05.097
direct antiglobulin test 直接抗球蛋白试验 04.027
direct Coombs test *直接库姆斯试验 04.027
disseminated intravascular coagulation 弥散性血管内凝血 09.086
disseminated juvenile xanthogranuloma 播散型幼年性黄色肉芽肿，*痣性黄色内皮细胞瘤，*幼年性黄瘤 08.114
DLBCL 弥漫大B细胞淋巴瘤 08.046
DLI 供者淋巴细胞输注 10.056
DNA fiber *in situ* hybridization DNA纤维原位杂交 04.243
DNA index 脱氧核糖核酸指数 04.234
Döhle body 杜勒小体 04.130
dominant negative effect 显性负效应 04.235
Donath-Landsteiner antibody 多-兰抗体 05.123
donor 供者 10.018
donor lymphocyte infusion 供者淋巴细胞输注 10.056
donor specific anti-HLA antibody 供者特异性抗HLA抗体 10.055
double minute 双微体 04.266
drug-induced hemolysis 药物性溶血 05.140
drug-related purpura 药物相关性紫癜 09.020
DSA 供者特异性抗HLA抗体 10.055
duodenal-type follicular lymphoma 原发性肠道滤泡性淋巴瘤，*十二指肠型滤泡性淋巴瘤 08.040
duplication 重复 04.278
Durie-Salmon staging system 迪里-萨蒙分期系统 08.073
Dutcher body 达彻小体 04.187
DVT 深静脉血栓 09.075
dwarf megakaryocyte 侏儒型巨核细胞 04.182
dyskeratosis congenita 先天性角化不良 05.023
dysplasia [造血]发育异常 07.019

E

EATL 肠病相关性T细胞淋巴瘤，*肠病相关T细胞淋巴瘤I型 08.087
ecchymosis 瘀斑 03.012
echinocyte 钝齿状红细胞 04.110
effector B cell *效应B细胞 02.081
elliptocyte 椭圆形红细胞 04.104
emaciation 消瘦 03.026
embolism 栓塞 09.067
endoreduplication 核内再复制 04.262
endothelial cell adhesion molecule 内皮细胞黏附分子 02.113
engraftment failure 植入失败 10.043
engraftment syndrome 植入综合征 10.040
enolase deficiency 烯醇酶缺乏症 05.114
enteropathy associated T-cell lymphoma 肠病相关性T细胞淋巴瘤，*肠病相关T细胞淋巴瘤Ⅰ型 08.087
eosinopenia 嗜酸性粒细胞减少症 06.021
eosinophil 嗜酸性粒细胞 02.060
eosinophilia 嗜酸性粒细胞增多症 06.012
eosinophilic fasciitis 嗜酸细胞性筋膜炎 06.018
eosinophilic gastroenteritis 嗜酸细胞性胃肠炎 06.020
eosinophilic granuloma 嗜酸细胞肉芽肿 06.019
epistaxis 鼻出血，*鼻衄 03.009
epitope 表位，*抗原表位，*抗原决定簇 04.288
EPO [促]红细胞生成素 02.181
Epstein syndrome 爱泼斯坦综合征 09.035
Erdheim-Chester disease 埃德海姆-切斯特病，*脂肪肉芽肿，*脂质肉芽肿瘤样增生症 08.115
E-rosette-forming cell E玫瑰花环形成细胞 02.055
erythroblastic island 幼红细胞岛 04.180
erythrocyte 红细胞 02.040
erythrocyte component 红细胞成分 02.041
erythrocyte osmotic fragility test 红细胞渗透脆性试验 04.030
erythrocyte physiology 红细胞生理 02.050
erythrocytosis 红细胞增多症 05.166
erythroid lineage 红系 02.007
erythroid progenitor 红系祖细胞 02.023
erythropoiesis 红细胞生成 02.051
erythropoiesis-stimulating agent 红细胞生成刺激剂 05.012
erythropoietin [促]红细胞生成素 02.181
essential thrombocythemia 原发性血小板增多症 07.011
essential thrombocytosis 原发性血小板增多症 07.011
ET 原发性血小板增多症 07.011
euglobulin lysis time 优球蛋白溶解时间 04.071
Evans syndrome 伊文思综合征 05.119
excess blast 原始细胞增多 07.023
extramedullary hematopoiesis 髓外造血 04.199
extramedullary leukemia 髓外白血病 07.058
extranodal marginal zone lymphoma of mucosa- associated lymphoid tissue 结外黏膜相关淋巴组织边缘区淋巴瘤 08.034
extranodal NK/T-cell lymphoma 结外NK/T细胞淋巴瘤 08.085
extraosseous plasmacytoma 骨外浆细胞瘤，*髓外浆细胞瘤 08.065
extravascular hemolysis 血管外溶血 05.037
extrinsic pathway 外源性凝血途径 09.002

F

FⅤa 活化的凝血因子Ⅴ 02.133
FⅦa 活化的凝血因子Ⅶ 02.134
FⅧa 活化的凝血因子Ⅷ 02.135
FⅨa 活化的凝血因子Ⅸ 02.132
FⅩa 活化的凝血因子Ⅹ 02.136
FⅪa 活化的凝血因子Ⅺ 02.137
FⅫa 活化的凝血因子Ⅻ 02.138
FXⅢa 活化的凝血因子XⅢ 02.139
factor Ⅴ Leiden mutation 因子Ⅴ莱登突变 09.082
factor XⅢ screen test 凝血因子XⅢ筛查试验 04.061
familial cryofibrinogenemia 家族性冷纤维蛋白原血症 09.057

familial erythrocytosis 家族性红细胞增多症 05.169
familial lecithin cholesterol acyltransferase deficiency 家族性卵磷脂胆固醇酰基转移酶缺乏症 05.081
familial multiple factor deficiency *家族性多因子缺乏症 09.044
Fanconi anemia 范科尼贫血 05.022
fatigue 疲劳 03.024
favism 蚕豆病 05.095
FCM 流式细胞术 04.205
FDP 纤维蛋白降解产物 02.143
febrile non-hemolytic transfusion reactions 发热性非溶血性输血反应 10.075
Felty syndrome 费尔蒂综合征 06.011
ferritin 铁蛋白 04.022
fever 发热 03.025
FGF 成纤维细胞生长因子 02.183
fibrin 纤维蛋白 02.142
fibrin degradation product 纤维蛋白降解产物 02.143
fibrinogen 纤维蛋白原，*凝血因子Ⅰ 02.117
fibrinolysis 纤维蛋白溶解 02.147
fibroblast 成纤维细胞 02.036
fibroblast growth factor 成纤维细胞生长因子 02.183
fibroblastic reticular cell tumor 成纤维网状细胞瘤，*细胞角蛋白阳性间质网状细胞瘤，*成纤维树突状细胞瘤 08.113
fine-needle aspiration 细针穿刺术 04.169
FISH 荧光原位杂交 04.220
FL 滤泡性淋巴瘤 08.037
flow cytometry 流式细胞术 04.205
fluorescence *in situ* hybridization 荧光原位杂交 04.220
foamy macrophage 泡沫状巨噬细胞 04.143
follicular colonization 滤泡植入 04.196
follicular dendritic cell 滤泡树突状细胞 02.088
follicular dendritic cell sarcoma 滤泡树突状细胞肉瘤 08.112
follicular lymphoma 滤泡性淋巴瘤 08.037
follicular T-cell lymphoma 滤泡性T细胞淋巴瘤 08.096
forward scattering 前向散射 04.206
fragile site 脆性位点 04.249
frameshift mutation 移码突变 04.319
free erythrocyte protoporphyrin 红细胞游离原卟啉 02.042
free hemoglobin 游离血红蛋白 04.038
free light chain 游离轻链 02.192
fresh frozen plasma 新鲜冰冻血浆 10.072
FSC 前向散射 04.206
fusion gene 融合基因 04.286

G

gating 设门 04.208
Gaucher cell 戈谢细胞 04.146
Gaucher disease 戈谢病 06.052
G-banding G显带 04.229
G-CSF 粒细胞集落刺激因子 02.172
gene 基因 04.285
gene variation 基因变异 04.310
genotype 基因型 04.308
genotyping 基因型分型 04.309
germline mutation 胚系突变，*生殖细胞突变 04.313
giant lymph node hyperplasia *巨大淋巴结增生 08.052
Giemsa stain 吉姆萨染色 04.076
gingiva bleeding 牙龈出血 03.010
gingival hyperplasia 牙龈增生 03.023
globin 珠蛋白 02.047
globin synthesis deficiency 珠蛋白生成障碍 05.060
glucose 6-phosphate dehydrogenase 葡萄糖-6-磷酸脱氢酶 04.042
glucose-6-phosphate dehydrogenase deficiency 葡萄糖-6-磷酸脱氢酶缺乏症 05.096
glucose phosphate isomerase 葡萄糖磷酸异构酶 04.044
glucose phosphate isomerase deficiency 葡萄糖磷酸异构酶缺乏症 05.111
glutamyl-cysteine synthetase deficiency 谷氨酰胺-半胱氨酸合成酶缺乏症 05.100
glutathione peroxidase deficiency 谷胱甘肽过氧化物酶缺乏症 05.102
glutathione reductase deficiency 谷胱甘肽还原酶缺乏症 05.103
glutathione *S*-transferase deficiency 谷胱甘肽*S*转移酶缺乏症 05.101
glutathione synthetase deficiency 谷胱甘肽合成酶缺

乏症　05.104
glyceraldehyde-3-phosphate dehydrogenase deficiency　甘油醛-3-磷酸脱氢酶缺乏症　05.113
glycophorin　血型糖蛋白　02.045
glycosylphosphatidylinositol anchor　糖化肌醇磷脂锚蛋白　05.091
GM-CSF　粒细胞-巨噬细胞集落刺激因子　02.174
GM1 gangliosidosis　GM1神经节苷脂贮积症　06.028
GMP　粒-单核祖细胞　02.028
Gomori staining　嗜银染色　04.171
GPⅣ　血小板糖蛋白Ⅳ　02.099
GPⅥ　血小板糖蛋白Ⅵ　02.100
GPⅠb/Ⅸ/Ⅴ　血小板糖蛋白Ⅰb/Ⅸ/Ⅴ　02.097
GPⅡb/Ⅲa　血小板糖蛋白Ⅱb/Ⅲa　02.098
G6PD　葡萄糖-6-磷酸脱氢酶　04.042
GPI　葡萄糖磷酸异构酶　04.044
graft　移植物　10.015
graft rejection　移植物排斥　10.047
graft versus host disease　移植物抗宿主病　10.037
graft versus host reaction　移植物抗宿主反应　10.050
graft versus leukemia　移植物抗白血病　10.049
graft versus tumor　移植物抗肿瘤　10.048
granular megakaryocyte　颗粒型巨核细胞　04.095
α granule　α颗粒　02.101
α-granule deficiency　*α贮存池病　09.025
granulocyte　粒细胞　02.058
granulocyte colony-stimulating factor　粒细胞集落刺激因子　02.172
granulocyte infusion　粒细胞输注　10.069
granulocyte-macrophage colony-stimulating factor　粒细胞-巨噬细胞集落刺激因子　02.174
granulocyte-monocyte progenitor　粒-单核祖细胞　02.028
granulocytic sarcoma　粒细胞肉瘤　07.047
gray platelet syndrome　灰色血小板综合征　09.025
grey zone lymphoma　灰区淋巴瘤　08.056
Griscelli syndrome　格里塞利综合征　06.039
Gunther disease　*冈瑟病　05.182
GVHD　移植物抗宿主病　10.037
GVHR　移植物抗宿主反应　10.050
GVL　移植物抗白血病　10.049
GVT　移植物抗肿瘤　10.048

H

Hageman factor　*哈格曼因子　02.126
hairy cell leukemia　毛细胞白血病　08.025
Ham test　*哈姆试验　04.032
hand mirror cell　手镜细胞　04.139
haplo-HSCT　单倍体造血干细胞移植　10.023
haploidentical hematopoietic stem cell transplantation　单倍体造血干细胞移植　10.023
haptoglobin　结合珠蛋白　04.039
Hb Bart　血红蛋白巴特　05.065
HbC　血红蛋白C　05.054
HbD　血红蛋白D　05.055
HbE　血红蛋白E　05.056
HbG　血红蛋白G　05.049
HbH　血红蛋白H　05.057
HbM　血红蛋白M　05.059
HbS　血红蛋白S　05.051
HC　出血性膀胱炎　10.042
HCL　毛细胞白血病　08.025
HCT　红细胞压积，*血细胞比容　04.004
heavy chain deposition disease　重链沉积病　08.070
heavy chain disease　重链病　08.030
α heavy chain disease　α重链病　08.031
γ heavy chain disease　γ重链病　08.032
μ heavy chain disease　μ重链病　08.033
Heinz body　海因茨小体　04.121
HELLP syndrome　溶血肝功能异常血小板减少综合征，*HELLP综合征　05.132
helper T cell　辅助性T[淋巴]细胞　02.071
hemapheresis　血细胞单采术　10.029
hematocrit　红细胞压积，*血细胞比容　04.004
hematological disorder　血液病　01.003
hematology　血液学　01.002
hematoma　血肿　03.015
hematopoietic cell　造血细胞　02.001
hematopoietic growth factor　造血生长因子　02.179
hematopoietic progenitor cell　造血祖细胞　02.012
hematopoietic stem cell　造血干细胞　02.008
hematopoietic stem cell transplantation　造血干细胞移

植　10.005
hematoxylin and eosin staining　苏木精-伊红染色，*HE染色　04.170
heme　血红素　02.044
hemizygote　半合子　04.317
hemochromatosis　血色病　05.172
hemoglobin　血红蛋白　02.043
hemoglobin Bart　血红蛋白巴特　05.065
hemoglobin C　血红蛋白C　05.054
hemoglobin D　血红蛋白D　05.055
hemoglobin disorder　血红蛋白异常　05.040
hemoglobin E　血红蛋白E　05.056
hemoglobin electrophoresis　血红蛋白电泳　04.035
hemoglobin F　血红蛋白F，*胎儿血红蛋白　05.050
hemoglobin G　血红蛋白G　05.049
hemoglobin H　血红蛋白H　05.057
hemoglobin H inclusion　血红蛋白H包涵体　04.122
hemoglobin Lepore　血红蛋白莱波雷　05.058
hemoglobin M　血红蛋白M　05.059
hemoglobin S　血红蛋白S　05.051
hemoglobinuria　血红蛋白尿　05.035
hemolysis　溶血　05.029
hemolysis due to infection　感染引起的溶血性贫血　05.135
hemolysis，elevated liver function and low platelet count syndrome　溶血肝功能异常血小板减少综合征，*HELLP 综合征　05.132
hemolysis *in situ*　原位溶血　05.039
hemolytic anemia　溶血性贫血　05.030
hemolytic crisis　溶血危象　05.031
hemolytic disease of newborn　新生儿溶血病　05.137
hemolytic uremic syndrome　溶血尿毒症综合征　05.131
hemophagocytic lymphohistocytosis　*噬血细胞淋巴组织细胞增生症　08.118
hemophagocytic reticulosis　*噬血细胞性网状细胞增生症　08.118
hemophagocytic syndrome　噬血细胞综合征　08.118
hemophilia　血友病　09.038
hemophilia A　血友病A　09.039
hemophilia B　血友病B　09.040
hemophilia B Leyden　血友病B莱登型　09.041
hemopoietic microenvironment　造血微环境　02.033
hemorrhagic anemia　失血性贫血　05.010
hemorrhagic cystitis　出血性膀胱炎　10.042
hemosiderin　含铁血黄素　02.056
hemosiderinuria　含铁血黄素尿　05.176
hemosiderosis　含铁血黄素沉着症　05.175
Henoch-Schönlein purpura　过敏性紫癜　09.007
heparin-induced thrombocytopenia　肝素诱导的血小板减少症　09.087
heparin-like anticoagulant　类肝素样抗凝物　09.065
hepatic venous occlusive disease　肝静脉闭塞病　10.041
hepatitis related aplastic anemia　肝炎相关性再生障碍性贫血　05.018
hepatolenticular degeneration　肝豆状核变性　06.009
hepatomegaly　肝[肿]大　03.020
hepatosplenic T-cell lymphoma　肝脾T细胞淋巴瘤　08.088
hepatosplenomegaly　肝脾[肿]大　03.019
hereditary combined coagulation factor deficiency　遗传性联合凝血因子缺乏症　09.044
hereditary coproporphyria　遗传性粪卟啉病　05.184
hereditary disorder of fibrinogen　遗传性纤维蛋白原缺陷症　09.052
hereditary disorder of prothrombin　遗传性凝血酶原缺陷症　09.045
hereditary elliptocytosis　遗传性椭圆形红细胞增多症　05.087
hereditary erythrocyte enzyme disease　遗传性红细胞酶病　05.093
hereditary hemochromatosis　遗传性血色病　05.173
hereditary hemorrhagic telangiectasia　遗传性出血性毛细血管扩张症　09.006
hereditary hypersegmentation of neutrophils　遗传性中性粒细胞分叶过多症　06.032
hereditary persistence of fetal hemoglobin　遗传性胎儿血红蛋白持续存在　05.047
hereditary pyropoikilocytosis　遗传性嗜派洛宁异形红细胞症，*遗传性热不稳定性异形红细胞增多症　05.086
hereditary sideroblastic anemia　遗传性铁粒幼细胞贫血　05.155
hereditary spherocytosis　遗传性球形红细胞增多症　05.085
hereditary stomatocytosis　遗传性口形红细胞增多症　05.084
hereditary systematic amyloidosis　遗传性系统性淀粉样变性　06.051

hereditary xerocytosis 遗传性干瘪红细胞增多症 05.083
Hermansky-Pudlak syndrome 赫曼斯基-普德拉克综合征 09.026
HE staining 苏木精-伊红染色，*HE染色 04.170
heterophil agglutination test 嗜异性凝集试验 04.324
heterophil antibody 嗜异性抗体 04.325
heterozygote 杂合子 04.316
hexokinase deficiency 己糖激酶缺乏症 05.105
HGBL 高级别B细胞淋巴瘤 08.055
HGP 人类基因组计划 04.296
high-grade B-cell lymphoma 高级别B细胞淋巴瘤 08.055
high molecular weight kininogen 高分子量激肽原 02.130
high phosphatidylcholine hemolytic anemia 高磷脂酰胆碱溶血性贫血 05.089
high proliferation potential colony-forming unit 高增殖潜能集落形成单位 02.015
histiocytic sarcoma 组织细胞肉瘤，*组织细胞髓性网状细胞增生症，*恶性组织细胞增多症 08.107
histochemistry staining 组织化学染色 04.174
HL 霍奇金淋巴瘤 08.009
HLA 人类白细胞抗原 10.031
HLH *噬血细胞淋巴组织细胞增生症 08.118
HMWK 高分子量激肽原 02.130
Hodgkin lymphoma 霍奇金淋巴瘤 08.009
homing 归巢 02.004
homologous chromosome 同源染色体 04.240
homozygote 纯合子 04.315
Howell-Jolly body 豪-乔小体 04.120
HPA 人[类]血小板抗原 02.112
HSCT 造血干细胞移植 10.005
Human Genome Project 人类基因组计划 04.296
human leucocyte antigen 人类白细胞抗原 10.031
human platelet antigen 人[类]血小板抗原 02.112
humoral immunity 体液免疫 02.003
HVOD 肝静脉闭塞病 10.041
hydroa vacciniforme-like lymphoma 种痘水疱病样淋巴瘤 08.082
hydroxocobalamin 羟钴胺 04.019
hyperdiploid 超二倍体 04.242
hypereosinophilia 高嗜酸性粒细胞增多症 06.013
hypereosinophilic syndrome 高嗜酸性粒细胞增多综合征 06.016
hyperfibrinolysis 纤溶亢进 02.148
hyper-IgD syndrome 高免疫球蛋白D综合征 06.042
hyper-IgE syndrome 高免疫球蛋白E综合征 06.043
hyper-IgM syndrome 高免疫球蛋白M综合征 06.044
hypermenorrhea 月经过多 03.017
hyperplasia anemia 增生性贫血 05.008
hypocellular leukemia 低增生性白血病 07.057
hypocellular myelodysplastic syndrome 低增生性骨髓增生异常综合征 07.030
hypochromic microcytic anemia 小细胞低色素性贫血 05.005
hypochromic red cell 低色素性红细胞 04.108
hypodiploid 亚二倍体 04.241
hypogammaglobulinemia 低丙种球蛋白血症 06.041
hypogranular neutrophil 中性粒细胞颗粒减少 04.128
hypoplasia anemia 增生不良性贫血 05.007
hypoprothrombinemia 低凝血酶原血症 09.043

I

ICH *细胞类型不确定的组织细胞增生症 08.110
ICUS 意义未明特发性血细胞减少 07.026
idiopathic cytopenia of undetermined significance 意义未明特发性血细胞减少 07.026
idiopathic hypereosinophilia 特发性高嗜酸性粒细胞增多症 06.014
idiopathic hypereosinophilic syndrome 特发性高嗜酸性粒细胞增多综合征 06.017
idiopathic multicentric Castleman disease *特发性多中心型卡斯尔曼病 08.053
idiopathic polycythemia 特发性红细胞增多症 05.171
idiopathic pulmonary hemosiderosis 特发性肺含铁血黄素沉着症 05.177
idiopathic thrombocytopenic purpura *特发性血小板减少性紫癜 09.016
IFN 干扰素 02.175
Ig 免疫球蛋白 02.184
IgA 免疫球蛋白A 02.186
IgD 免疫球蛋白D 02.188
IgE 免疫球蛋白E 02.189

J

jaundice 黄疸 03.031
JMML 幼年型粒-单核细胞白血病 07.014
Jordan's anomaly 乔丹异常 04.133
juvenile myelomonocytic leukemia 幼年型粒-单核细胞白血病 07.014

K

kappa light chain κ轻链 02.190
karyotype 核型 04.227
Kimura disease 木村病 06.022
koilonychia 反甲，*凹甲，*匙状甲 03.004

L

lactoferrin 乳铁蛋白 04.021
lacunar cell 陷窝细胞 04.191
LAIP 白血病相关免疫表型 04.213
lambda light chain λ轻链 02.191
Langerhans cell 朗格汉斯细胞 04.204
Langerhans cell histiocytosis 朗格汉斯细胞组织细胞增生症，*朗格汉斯细胞肉芽肿，*组织细胞增生症X 08.108
Langerhans cell sarcoma 朗格汉斯细胞肉瘤 08.109
large granular lymphocyte 大颗粒淋巴细胞 04.140
lazy leukocyte syndrome 惰性白细胞综合征，*中性粒细胞麻痹 06.031
left shift 核左移 04.125
lethal midline granuloma *致死性中线肉芽肿 08.085
leukaemic non-nodal mantle cell lymphoma *白血病型非结性套细胞淋巴瘤 08.044
leukemia 白血病 07.031
leukemia-associated immunophenotype 白血病相关免疫表型 04.213
leukemic stem cell 白血病干细胞 07.062
leukemoid reaction 类白血病反应 06.001
leukocyte 白细胞 02.057
leukoerythroblastic anemia 幼粒幼红细胞贫血 05.006
Levine-Critchley syndrome 莱文-克里奇利综合征 05.082
Lewis blood group system 刘易斯血型系统 10.063
light chain deposition disease 轻链沉积病 08.069
lineage specific antigen 系别特异性抗原 04.211
LMPP 淋系倾向多能祖细胞 02.025
long-term culture-initiating cell 长周期培养起始细胞 02.009
long-term hematopoietic stem cell 长周期造血干细胞 02.010
LPL 淋巴浆细胞[性]淋巴瘤 08.026
lupus anticoagulant 狼疮抗凝物 02.165
lupus anticoagulant testing 狼疮抗凝物测定 04.065
lymphadenopathy 淋巴结病 03.022
lymphoblast 原淋巴细胞，*淋巴母细胞 02.067
lymphocyte 淋巴细胞 02.066
lymphocyte-depleted subtype cHL 淋巴细胞消减型经典型霍奇金淋巴瘤 08.014
lymphocyte doubling time 淋巴细胞倍增时间 08.020
lymphocyte predominant cell *LP细胞 04.190
lymphocyte recirculation 淋巴细胞再循环 02.068
lymphocyte-rich subtype cHL 淋巴细胞为主型经典型霍奇金淋巴瘤，*淋巴细胞丰富型经典型霍奇金淋巴瘤 08.013
lymphocytotoxin *淋巴细胞毒素 02.177
lymphoepithelial lesion 淋巴上皮病变 04.195
lymphoidbiased multiple pluripotent progenitor 淋系倾向多能祖细胞 02.025
lymphoid lineage 淋系 02.005
lymphoid micromegakaryocyte 淋巴样小巨核细胞，*微小巨核细胞 04.138

lymphokine 淋巴因子 02.168
lymphomas associated with HIV infection 人类免疫缺陷病毒感染相关淋巴瘤 08.103
lymphomatoid granulomatosis 淋巴瘤样肉芽肿病 08.050
lymphomatoid papulosis 淋巴瘤样丘疹病 08.092
lymphoplasmacytoid lymphoma 淋巴浆细胞[性]淋巴瘤 08.026
lymphoproliferative disorders associated with primary immune disorder 原发免疫缺陷相关性淋巴增殖性疾病 08.099
lysosomal storage disease 溶酶体贮积病 06.029

M

MAC 清髓性预处理 10.033
macrocyte 大红细胞 04.115
macrocytic anemia 大细胞性贫血 05.003
macrocytic anemia crisis 大细胞贫血危象 05.033
macroglossia 巨舌 03.007
macrophage 巨噬细胞 02.064
macrophage colony-stimulating factor 巨噬细胞集落刺激因子 02.173
macrophage-dendritic progenitor 巨噬-树突状祖细胞 02.030
macrothrombocyte 巨大血小板 02.115
mainline 主系 04.281
MAIPA 单克隆抗体特异性捕获血小板抗原试验，*单克隆抗体血小板抗原固定试验 04.049
major ABO incompatibility ABO血型主要不合 10.058
major histocompatibility complex 主要组织相容性复合体 04.304
major plus minor ABO incompatibility ABO血型主次要不合 10.060
mantle cell lymphoma 套细胞淋巴瘤 08.043
march hemoglobinuria 行军性血红蛋白尿 05.133
marker chromosome 标记染色体 04.245
mast cell 肥大细胞 02.062
mast cell leukemia 肥大细胞白血病 07.016
mast cell sarcoma 肥大细胞肉瘤 07.017
mastocytosis 肥大细胞增多症 07.015
May-Hegglin anomaly 梅-黑异常 04.134
May-Hegglin syndrome 梅-黑综合征 09.031
MBL 单克隆B淋巴细胞增多症 08.022
MCD 多中心型卡斯尔曼病 08.053
MCH 平均红细胞血红蛋白含量 04.006
MCHC 平均红细胞血红蛋白浓度 04.007
MCL 套细胞淋巴瘤 08.043
M-CSF 巨噬细胞集落刺激因子 02.173
MCV 平均红细胞体积 04.005
MDP 巨噬-树突状祖细胞 02.030
MDS 骨髓增生异常综合征 07.018
mean corpuscular volume 平均红细胞体积 04.005
mean corpuscular hemoglobin 平均红细胞血红蛋白含量 04.006
mean corpuscular hemoglobin concentration 平均红细胞血红蛋白浓度 04.007
mean fluorescence intensity 平均荧光强度 04.215
mean platelet volume 平均血小板体积 04.015
measurable residual disease 可检测残留病 07.064
megakaryoblast 原巨核细胞 04.092
megakaryocyte 巨核细胞 02.093
megakaryocyte-erythroid progenitor 巨核-红系祖细胞 02.029
megaloblast 巨幼红细胞 04.114
megaloblastic anemia 巨幼细胞贫血 05.145
megaloblastic anemia crisis 巨幼细胞贫血危象 05.146
MEP 巨核-红系祖细胞 02.029
mesenchymal stem cell 间充质干细胞 02.034
metamyelocyte 晚幼粒细胞 04.087
metastatic tumor in the bone marrow 骨髓转移瘤 04.188
methemoglobin 高铁血红蛋白 05.042
methemoglobinemia 高铁血红蛋白血症 05.043
methemoglobin reduction test 高铁血红蛋白还原试验 04.037
MFI 平均荧光强度 04.215
M-FISH 多色荧光原位杂交 04.222
MGUS 意义未明单克隆丙种球蛋白血症 08.058
MHC 主要组织相容性复合体 04.304
microangiopathic hemolytic anemia 微血管病性溶血性贫血 05.130
micro-complement hemolysis sensitivity test 微量补体

N

natural killer cell　自然杀伤细胞　02.085
neonatal alloimmune thrombocytopenia　新生儿同种免疫性血小板减少症　09.021
neutral nonspecific esterase stain　中性非特异性酯酶染色　04.162
neutrocytosis　中性粒细胞增多症　06.003
neutropenia　中性粒细胞减少症　06.002
neutrophil　中性粒细胞　02.059
neutrophil alkaline phosphatase score　中性粒细胞碱性磷酸酶积分　04.166
neutrophil alkaline phosphatase stain　中性粒细胞碱性磷酸酶染色　04.165
neutrophil specific granule deficiency　中性粒细胞颗粒缺失　04.129
next-generation sequencing　二代测序，*大规模平行测序　04.306
Niemann-Pick cell　尼曼-皮克细胞　04.145
Niemann-Pick disease　尼曼-皮克病　06.053
night sweating　盗汗　03.028
Nijmegen Breakage Syndrome　尼梅亨断裂综合征　08.100
NK cell　*NK细胞　02.085
NK-lymphoblastic leukemia/lymphoma　NK淋巴母细胞白血病/淋巴瘤　08.008
NMAC　非清髓性预处理　10.035
nodal marginal zone lymphoma　结内边缘区淋巴瘤　08.035
nodular lymphocyte predominance HL　结节性淋巴细胞为主型霍奇金淋巴瘤　08.015
nodular sclerosis subtype cHL　结节硬化型经典型霍奇金淋巴瘤　08.012
non-destructive PTLD　非破坏性移植后淋巴增殖性疾病　08.105
non-Hodgkin lymphoma　非霍奇金淋巴瘤　08.116
nonmyeloablative conditioning　非清髓性预处理　10.035
non-secretory myeloma　不分泌型骨髓瘤　08.061
normocytic anemia　正常细胞性贫血　05.002
nuclear *in situ* hybridization　间期原位杂交　04.219
nucleated red blood cell　有核红细胞　04.079
5′-nucleotidase deficiency　5′-核苷酸酶缺乏症　05.098
nutritional anemia　营养性贫血　05.142

O

oncogene　癌基因　04.287
on-target/off-tumor recognition　脱靶效应　10.012
organ hemorrhage　脏器出血　03.018
orthochromatic erythroblast　晚幼红细胞　04.083
orthochromatic erythrocyte　正色素性红细胞　04.107
osteoblast　成骨细胞　02.037
osteoclast　破骨细胞　02.038
osteolytic lesion　溶骨性病变　08.076
osteosclerosis　骨硬化　04.178
osteosclerotic myeloma　骨硬化性骨髓瘤，*多发神经病/器官肿大/内分泌病/单克隆蛋白/皮肤改变综合征　08.072
ovalocyte　卵圆形红细胞　04.112
ovalocytosis　卵圆形红细胞增多症，*口形椭圆形红细胞增多症　05.088
oxyhemoglobin　氧合血红蛋白　02.046

P

PA　纤溶酶原激活物　02.149
packed red blood cell　浓缩红细胞　10.067
PAI　纤溶酶原激活物抑制物　02.153
PAIg　血小板相关免疫球蛋白，*血小板相关抗体　04.048
panel reactive antibody　群体反应性抗体　04.305
Pappenheimer body　帕彭海姆小体　04.119
paroxysmal cold hemoglobinuria　阵发性冷性血红蛋白尿症　05.126
paroxysmal nocturnal hemoglobinuria　阵发性睡眠性血红蛋白尿症　05.127
paroxysmal nocturnal hemoglobinuria-aplastic anemia syndrome　阵发性睡眠性血红蛋白尿-再生障碍性贫血综合征　05.128

paroxysmal nocturnal hemoglobinuria clone 阵发性睡眠性血红蛋白尿症克隆 05.019
partial chromosome painting 部分染色体涂染 04.237
PAS stain 过碘酸希夫染色 04.155
PBSCT 外周血干细胞移植 10.016
PCT 血小板压积 04.016
PDW 血小板体积分布宽度 04.014
pediatric nodal marginal zone lymphoma 儿童型结内边缘区淋巴瘤 08.036
pediatric-type follicular lymphoma 儿童滤泡性淋巴瘤 08.041
Pelger-Huët anomaly 佩-许畸形 04.135
pencil cell 铅笔样细胞 04.105
periodic acid Schiff stain 过碘酸希夫染色 04.155
peripheral blood smear 外周血涂片 04.073
peripheral blood stem cell transplantation 外周血干细胞移植 10.016
peripheral T-cell lymphoma 外周T细胞淋巴瘤 08.094
pernicious anemia 恶性贫血 05.149
peroxidase antiperoxidase stain 过氧化物酶抗过氧化物酶染色 04.164
petechia 瘀点 03.013
phagocyte 吞噬细胞 02.065
Philadelphia chromosome 费城染色体，*Ph染色体 04.244
Ph-like acute B-lymphoblastic leukemia Ph样急性淋巴细胞白血病 08.005
phosphofructokinase deficiency 磷酸果糖激酶缺乏症 05.108
phosphofructosyl aldolase deficiency 磷酸果糖醛缩酶缺乏症 05.109
phosphoglycerate kinase deficiency 磷酸甘油酸激酶缺乏症 05.107
phosphohexokinase deficiency 磷酸己糖激酶缺乏症 05.110
photopheresis 光照疗法，*光化学疗法 10.006
physical damage of erythrocyte 红细胞物理损伤 05.129
physiologic anemia 生理性贫血 05.009
pica 异食癖 03.001
PK 激肽释放酶原 02.131
plasmablastic lymphoma 浆母细胞淋巴瘤 08.049
plasma cell 浆细胞 02.081
plasma cell labeling index 浆细胞标记指数 08.075
plasma cell leukaemia 浆细胞白血病 08.062
plasma cell myeloma *浆细胞性骨髓瘤 08.059
plasma cell neoplasm 浆细胞肿瘤 08.057
plasma cell neoplasms with associated paraneoplastic syndrome 浆细胞肿瘤伴副肿瘤综合征 08.071
plasmacytoid dendritic cell 浆细胞样树突状细胞 02.092
plasmacytoid lymphocyte 浆细胞样淋巴细胞 02.082
plasma exchange 血浆置换 10.077
plasma free heparin time 血浆游离肝素时间，*甲苯胺蓝纠正试验 04.070
plasmin 纤溶酶 02.146
plasminogen 纤溶酶原 02.145
plasminogen activator 纤溶酶原激活物 02.149
plasminogen activator inhibitor 纤溶酶原激活物抑制物 02.153
plasminogen activity assay 纤溶酶原活性测定 04.067
plasmocytoma 浆细胞瘤 08.063
platelet 血小板 02.094
platelet-activating factor 血小板活化因子 02.111
platelet adhesion 血小板黏附 02.106
platelet adhesion test 血小板黏附试验 04.050
platelet aggregation 血小板聚集 02.107
platelet aggregation test 血小板聚集试验 04.047
platelet-associated immunoglobulin 血小板相关免疫球蛋白，*血小板相关抗体 04.048
platelet count 血小板计数 04.018
plateletcrit 血小板压积 04.016
platelet distribution width 血小板体积分布宽度 04.014
platelet glycoprotein 血小板糖蛋白 02.096
platelet glycoprotein Ⅳ 血小板糖蛋白Ⅳ 02.099
platelet glycoprotein Ⅵ 血小板糖蛋白Ⅵ 02.100
platelet glycoprotein Ⅰb/Ⅸ/Ⅴ 血小板糖蛋白Ⅰb/Ⅸ/Ⅴ 02.097
platelet glycoprotein Ⅱb/Ⅲa 血小板糖蛋白Ⅱb/Ⅲa 02.098
platelet peroxidase 血小板过氧化物酶 02.110
platelet release reaction 血小板释放反应 02.108
platelet satellitism 血小板卫星现象 04.148
platelet transfusion 血小板输注 10.070
platelet transfusion refractoriness 血小板无效输注 10.071
platelet-type von Willebrand disease 血小板型血管性血友病 09.029

Plummer-Vinson syndrome　*普卢默–文森综合征　05.144
PMBL　原发纵隔大B细胞淋巴瘤　08.047
PMF　原发性骨髓纤维化　07.008
P5'N　嘧啶5'-核苷酸酶　04.041
PNH　阵发性睡眠性血红蛋白尿症　05.127
POEMS syndrome　*POEMS综合征　08.072
poikilocyte　异形红细胞　04.106
polychromatic erythroblast　中幼红细胞　04.082
polychromatic erythrocyte　多色素性红细胞　04.103
polycythemia　红细胞增多症　05.166
polycythemia vera　真性红细胞增多症　07.007
polymorphic PTLD　多形性移植后淋巴增殖性疾病　08.106
polymorphism　多态性　04.293
popcorn cell　爆米花细胞　04.190
population-specific allele frequency　种群特异性等位基因频率　04.323
porphyria　卟啉病　05.178
porphyria cutanea tarda　迟发性皮肤卟啉病　05.179
post-transfusion purpura　输血后紫癜　09.019
post-transplant lymphoproliferative disorder　移植后淋巴增殖性疾病　08.104
precursor B cell　前B细胞　02.080
precursor lymphoid neoplasm　前体淋巴细胞肿瘤　08.001
prefibrotic/early primary myelofibrosis　骨髓纤维化前期　07.010
prekallikrein　激肽释放酶原　02.131
pretreating　预处理　10.032
primary acquired pure red cell aplasia　原发获得性纯红细胞再生障碍　05.027
primary amyloidosis　原发性淀粉样变　08.067
primary cutaneous anaplastic large cell lymphoma　原发性皮肤间变性大细胞淋巴瘤　08.093
primary cutaneous follicle centre lymphoma　原发性皮肤滤泡中心性淋巴瘤　08.042
primary effusion lymphoma　原发性渗出性淋巴瘤　08.051
primary immune thrombocytopenia　原发免疫性血小板减少症　09.016
primary immunodeficiency disease　原发性免疫缺陷病　06.037
primary mediastinal large B-cell lymphoma　原发纵隔大B细胞淋巴瘤　08.047
primary myelofibrosis　原发性骨髓纤维化　07.008
primary polycythemia　原发性红细胞增多症　05.168
primary soft tissue plasmacytoma　*原发性软组织浆细胞瘤　08.065
primary splenic neutropenia　原发性脾中性粒细胞减少症　06.010
proerythroblast　原始红细胞　04.080
progenitor B cell　祖B细胞　02.079
progressively transformation of germinal center　生发中心进行性转化　04.197
prolymphocyte　幼淋巴细胞　04.097
promonocyte　幼单核细胞　04.091
promyelocyte　早幼粒细胞　04.085
proplatelet　前血小板　02.095
protamine sulfate paracoagulation test　硫酸鱼精蛋白副凝试验　04.069
protein C　蛋白C　02.155
protein C inhibitor　蛋白C抑制物　09.085
protein S　蛋白S　02.157
protein Z　蛋白Z　02.158
prothrombin　凝血酶原，*凝血因子Ⅱ　02.118
prothrombin deficiency　凝血酶原缺乏症　09.042
prothrombin time　凝血酶原时间　04.055
protoporphyria　原卟啉病，*红细胞生成性原卟啉病　05.185
protoporphyrin　原卟啉　02.049
Prussian blue staining　普鲁士蓝染色　04.172
P-selectin　P选择素　02.105
pseudoerythrocytosis　假性红细胞增多症　05.167
pseudo-Pelger-Huët anomaly　假性佩–许畸形　04.136
pseudothrombocytopenia　假性血小板减少症　09.018
pseudo-von Willebrand disease　*假性血管性血友病　09.029
psychogenic purpura　心因性紫癜　09.013
PT　凝血酶原时间　04.055
PTCL　外周T细胞淋巴瘤　08.094
PTGC　生发中心进行性转化　04.197
PTLD　移植后淋巴增殖性疾病　08.104
pulmonary embolism　肺栓塞　09.073
pure erythroid leukemia　红血病　07.042
pure red cell aplasia　纯红细胞再生障碍　05.024
purging *in vitro*　体外净化　10.028
purging *in vivo*　体内净化　10.027
purpura　紫癜　03.014
purpura fulminans　暴发性紫癜　09.011

Q

R

Rosai-Dorfman disease　*罗萨伊-多尔夫曼病　06.025
RPI　网织红细胞生成指数　04.013
RS cell　里-施细胞，*RS细胞　04.189
Russell body　拉塞尔小体　04.186

S

satellite　随体　04.268
schistocyte　破碎红细胞，*裂红细胞　04.102
Scott syndrome　斯科特综合征　09.030
SDS　施-戴综合征　06.008
sea-blue histiocyte　海蓝组织细胞　04.144
Sebastian syndrome　塞巴斯提安综合征　09.033
secondary acquired pure red cell aplasia　继发获得性纯红细胞再生障碍　05.028
secondary amyloidosis　继发性淀粉样变　08.068
secondary cryofibrinogenemia　继发性冷纤维蛋白原血症　09.062
secondary erythrocytosis　继发性红细胞增多症　05.170
secondary hemochromatosis　继发性血色病　05.174
secondary hypereosinophilia　继发性高嗜酸性粒细胞增多症　06.015
secondary immune thrombocytopenia　继发免疫性血小板减少症　09.015
secondary myelofibrosis　继发性骨髓纤维化　07.009
segmented cell　分叶核粒细胞　04.089
selective immunoglobulin deficiency　选择性免疫球蛋白缺陷　06.035
senile purpura　老年性紫癜　09.010
serum ferritin　血清铁蛋白　04.024
serum iron　血清铁　04.023
serum protein electrophoresis　血清蛋白电泳　04.326
severe ALA dehydratase deficiency　重型5-氨基酮戊酸脱水酶缺乏症　05.183
severe aplastic anemia-Ⅰ　重型再生障碍性贫血Ⅰ型，*重型再障Ⅰ型　05.015
severe aplastic anemia-Ⅱ　重型再生障碍性贫血Ⅱ型，*重型再障Ⅱ型　05.016
severe combined immunodeficiency　重症联合免疫缺陷　06.034
severe mosquito bite allergy　严重蚊叮过敏症　08.083
Sézary syndrome　塞扎里综合征　08.091
shelter leukemia　庇护所白血病　07.061
short tandem repeat　短串联重复序列，*微卫星DNA，*简单重复序列　04.292
short-term hematopoietic stem cell　短周期造血干细胞　02.011
Shwachman-Diamond syndrome　施-戴综合征　06.008
sialoglycoprotein　*涎糖蛋白　02.045
sickle cell　镰状细胞　04.113
sickle cell anemia　镰状细胞贫血　05.053
sickle cell trait　镰状细胞性状　05.052
sideline　旁系　04.282
sideroblastic anemia　铁粒幼细胞贫血　05.154
sideropenic dysphagia syndrome　缺铁性吞咽困难综合征　05.144
side scattering　侧向散射，*90°散射光　04.207
single nucleotide polymorphism　单核苷酸多态性　04.291
single nucleotide variant　单核苷酸变异，*单碱基变异　04.318
sinus histiocytosis with massive lymphoadenopathy　窦组织细胞增生伴巨大淋巴结病　06.025
sister chromatid exchange　姐妹染色单体交换　04.260
SKY　光谱[染色体]核型分析　04.224
SLL　小淋巴细胞淋巴瘤　08.021
small lymphocytic lymphoma　小淋巴细胞淋巴瘤　08.021
smoldering plasma cell myeloma　冒烟性骨髓瘤　08.060
smooth tongue　光滑舌　03.005
smudge cell　涂抹细胞　04.147
SMZL　脾边缘区淋巴瘤　08.024
SNP　单核苷酸多态性　04.291
SNV　单核苷酸变异，*单碱基变异　04.318
sodium fluoride inhibition test　氟化钠抑制试验　04.163
solitary plasmacytoma of bone　骨孤立性浆细胞瘤　08.064
somatic mutation　体细胞突变，*获得性突变　04.314
soy sauce color urine　酱油色尿　03.002
specific granule　特殊颗粒　04.126
spectral karyotyping　光谱[染色体]核型分析　04.224
spectral overlap　光谱重叠　04.214
spherocyte　球形红细胞　04.101
sphingolipidosis　神经鞘脂贮积症　06.030
splenic marginal zone lymphoma　脾边缘区淋巴瘤

08.024
splenomegaly 脾[肿]大 03.021
SSC 侧向散射，*90°散射光 04.207
staghorn-like nuclei 鹿角样核 04.183
starry sky pattern 星空现象 04.198
stemline 干系 04.257
sternal tenderness 胸骨压痛 03.029
stomatocyte 口形红细胞 04.118
storage iron 储存铁 05.159
α storage pool α贮存池 02.103
δ storage pool δ贮存池 02.104
storage pool disease 贮存池病 09.024
STR 短串联重复序列，*微卫星DNA，*简单重复序列 04.292
stromal cell 基质细胞 02.035
structural genomics 结构基因组学 04.284
structure variation 结构变异 04.320
subcutaneous panniculitis-like T cell lymphoma 皮下脂膜炎样T细胞淋巴瘤 08.089
subtelomere 亚末端粒区 04.273
sucrose hemolysis test 蔗糖溶血试验 04.033
sudan black B stain 苏丹黑B染色 04.159
sulfhemoglobinemia 硫化血红蛋白血症 05.045
suspended red blood cell 悬浮红细胞 10.066
syngeneic hematopoietic stem cell transplantation 同基因造血干细胞移植 10.020
syn-HSCT 同基因造血干细胞移植 10.020

T

TAFI 凝血酶活化纤维蛋白溶解抑制物 02.154
T-ALL T淋巴母细胞白血病 08.006
TAM 短暂髓系造血异常 07.051
target cell 靶形红细胞 04.109
targeted sequencing 靶向测序，*目标区域测序 04.307
TAR syndrome 血小板减少无桡骨综合征 09.027
tartrate resistant acid phosphatase stain 抗酒石酸酸性磷酸酶染色 04.160
TAT 凝血酶-抗凝血酶复合物测定 04.057
TBI 全身放射治疗 10.036
T cell *T细胞 02.070
αβT cell αβT细胞 02.074
γδT cell γδT细胞 02.075
T cell depletion T细胞去除 10.025
T-cell large granular lymphocyte leukemia T细胞大颗粒淋巴细胞白血病 08.078
T-cell prolymphocytic leukemia T细胞幼淋巴细胞白血病 08.077
T-cell receptor T细胞受体 02.076
T cell receptor gene rearrangement T细胞受体基因重排 02.077
T cell retention T细胞保留 10.026
TCR T细胞受体 02.076
teardrop poikilocyte 泪滴状红细胞 04.111
telomeric association 端粒连接 04.254
testicular follicular lymphoma 睾丸滤泡性淋巴瘤 08.038
TFPI 组织因子途径抑制物 02.162
TGF 转化生长因子 02.178
T-GVHD 输血相关移植物抗宿主病 10.076
thalassemia 地中海贫血，*珠蛋白生成障碍性贫血，*海洋性贫血 05.061
α thalassemia α地中海贫血 05.066
α^0 thalassemia α^0地中海贫血 05.067
α^+ thalassemia α^+地中海贫血 05.068
β thalassemia β地中海贫血 05.069
β^0 thalassemia β^0地中海贫血 05.070
β^+ thalassemia β^+地中海贫血 05.071
δ thalassemia δ地中海贫血 05.073
δβ thalassemia δβ地中海贫血 05.072
$(\delta\beta)^+$ thalassemia $(\delta\beta)^+$地中海贫血 05.074
$(\delta\beta)^0$ thalassemia $(\delta\beta)^0$地中海贫血 05.075
εβγδ thalassemia εβγδ地中海贫血 05.076
thalassemia face 地中海贫血面容 03.003
thalassemia intermedia 中间型地中海贫血 05.063
thalassemia major 重型地中海贫血 05.064
thalassemia minor 轻型地中海贫血 05.062
therapy related myeloid neoplasm 治疗相关髓系肿瘤 07.037
thrombasthenia 血小板功能不全 02.114
thrombasthenia 血小板无力症 09.028
thrombin 凝血酶 02.140
thrombin activable fibrinolysis inhibitor 凝血酶活化纤

维蛋白溶解抑制物　02.154
thrombin-antithrombin test　凝血酶-抗凝血酶复合物测定　04.057
thrombin time　凝血酶时间　04.054
thrombocyte　血小板　02.094
thrombocytopenia　血小板减少　09.014
thrombocytopenia and absent radii syndrome　血小板减少无桡骨综合征　09.027
thromboelastography　血栓弹力图　04.053
thromboembolism　血栓栓塞　09.070
thrombolysis　溶栓　09.071
thrombomodulin　凝血酶调节蛋白　02.160
thrombophilia　易栓症　09.068
thrombophlebitis　血栓性静脉炎　09.076
thrombophlebitis migrans　移动性血栓静脉炎，*复发性特发性血栓性静脉炎　09.077
thrombopoietin　[促]血小板生成素　02.182
thrombosis　血栓形成　09.069
thrombotic microan-giopathy　血栓性微血管病　09.089
thrombotic thrombocytopenic purpura　血栓性血小板减少性紫癜　09.088
thrombus　血栓　09.066
thromocytogenic megakaryocyte　产板型巨核细胞　04.094
thymic dendritic cell　胸腺树突状细胞　02.089
thymic hypoplasia　胸腺发育不全，*22q11.2微缺失综合征　06.033
thymus dependent lymphocyte　*胸腺依赖性淋巴细胞　02.070
tissue factor　组织因子，*凝血因子Ⅲ　02.119
tissue factor pathway inhibitor　组织因子途径抑制物　02.162
tissue-type plasminogen activator　组织型纤溶酶原激活物　02.150
T-LBL　T淋巴母细胞淋巴瘤　08.007
T-LGLL　T细胞大颗粒淋巴细胞白血病　08.078
T-lymphoblastic leukemia　T淋巴母细胞白血病　08.006
T-lymphoblastic lymphoma　T淋巴母细胞淋巴瘤　08.007
T lymphocyte　T淋巴细胞　02.070
TMA　血栓性微血管病　09.089
TNF　肿瘤坏死因子　02.176
TNF-β　肿瘤坏死因子β　02.177
toluidine blue stain　甲苯胺蓝染色　04.158
total body irradiation　全身放射治疗　10.036
total iron-binding capacity　总铁结合力　04.026
tourniquet test　*束臂试验　04.046
toxic granulation　中毒颗粒　04.127
toxic methomoglobinemia　中毒性高铁血红蛋白血症　05.044
t-PA　组织型纤溶酶原激活物　02.150
T-PLL　T细胞幼淋巴细胞白血病　08.077
TPO　[促]血小板生成素　02.182
transcription factor　转录因子　04.302
transfection　转染　04.303
transferrin receptor　转铁蛋白受体　02.048
transferrin saturation　转铁蛋白饱和度　05.162
transforming growth factor　转化生长因子　02.178
transfusion associated graft versus host disease　输血相关移植物抗宿主病　10.076
transient abnormal myelopoiesis　短暂髓系造血异常　07.051
transient hypogammaglobulinemia of infancy　新生儿暂时性低丙种球蛋白血症　06.038
translocation　易位　04.275
triosephos-phate isomerase deficiency　磷酸丙糖异构酶缺乏症　05.106
triplication　三倍复制　04.265
TT　凝血酶时间　04.054
TTP　血栓性血小板减少性紫癜　09.088
tumor flare reaction　燃瘤反应　08.121
tumor immune escape　肿瘤免疫逃逸　10.011
tumor lysis syndrome　肿瘤溶解综合征　07.065
tumor necrosis factor　肿瘤坏死因子　02.176
tumor necrosis factor-β　肿瘤坏死因子β　02.177
tyrosine kinase　酪氨酸激酶　04.294

U

unrelated donor hematopoietic stem cell transplantation　无关供者造血干细胞移植　10.024
unstable hemoglobin　不稳定血红蛋白　05.041
u-PA　尿激酶型纤溶酶原激活物　02.151
u-PAR　尿激酶型纤溶酶原激活物受体　02.152
Upshaw-Schulman syndrome　先天性微血管病性溶血

V

W

X

Y

汉 英 索 引

A

B

tumour 08.110
不完整核型 incomplete karyotype 04.247
不稳定血红蛋白 unstable hemoglobin 05.041
布卢姆综合征 Bloom syndrome 06.050
部分染色体涂染 partial chromosome painting 04.237

C

蚕豆病 favism 05.095
侧向散射 side scattering，SSC 04.207
插入 insertion 04.248
产板型巨核细胞 thromocytogenic megakaryocyte 04.094
*肠病相关T细胞淋巴瘤Ⅰ型 enteropathy associated T-cell lymphoma，EATL 08.087
肠病相关性T细胞淋巴瘤 enteropathy associated T-cell lymphoma，EATL 08.087
肠道T细胞淋巴瘤 intestinal T-cell lymphoma 08.086
超二倍体 hyperdiploid 04.242
成分输血 blood components transfusion 10.064
成骨细胞 osteoblast 02.037
成人T细胞白血病 adult T-cell leukemia 08.084
*成纤维树突状细胞瘤 fibroblastic reticular cell tumor 08.113
成纤维网状细胞瘤 fibroblastic reticular cell tumor 08.113
成纤维细胞 fibroblast 02.036
成纤维细胞生长因子 fibroblast growth factor，FGF 02.183
迟发性皮肤卟啉病 porphyria cutanea tarda 05.179
重复 duplication 04.278
重排 rearrangement 04.279
重现性遗传学异常 recurrent genetic abnormality 07.034
重组染色体 recombinant chromosome 04.280
出血时间 bleeding time，BT 04.052
出血性膀胱炎 hemorrhagic cystitis，HC 10.042
初始淋巴细胞 naive lymphocyte 02.069
储存铁 storage iron 05.159
*楚瓦什红细胞增多症 Chuvash polycythemia 05.169
传染性单核细胞增多症 infectious mononucleosis 06.023
传染性淋巴细胞增多症 infectious lymphocytosis 06.024
纯合子 homozygote 04.315
纯红细胞再生障碍 pure red cell aplasia 05.024
[促]红细胞生成素 erythropoietin，EPO 02.181
[促]血小板生成素 thrombopoietin，TPO 02.182
脆性位点 fragile site 04.249

D

达彻小体 Dutcher body 04.187
*大规模平行测序 next-generation sequencing 04.306
大红细胞 macrocyte 04.115
大颗粒淋巴细胞 large granular lymphocyte 04.140
大细胞贫血危象 macrocytic anemia crisis 05.033
大细胞性贫血 macrocytic anemia 05.003
*戴–布综合征 Diamond-Blackfan syndrome 05.025
单倍体造血干细胞移植 haploidentical hematopoietic stem cell transplantation，haplo-HSCT 10.023
单纯性紫癜 purpura simplex 09.008
单核苷酸变异 single nucleotide variant，SNV 04.318
单核苷酸多态性 single nucleotide polymorphism，SNP 04.291
单核共同祖细胞 common monocyte progenitor 02.032
单核细胞 monocyte 02.063
单核因子 monokine 02.169
*单碱基变异 single nucleotide variant，SNV 04.318
单克隆丙种球蛋白 monoclonal gammopathy 08.029
单克隆抗体特异性捕获血小板抗原试验 monoclonal antibody-specific immobilization of platelet antigen test，MAIPA 04.049
*单克隆抗体血小板抗原固定试验 monoclonal antibody-specific immobilization of platelet antigen test，MAIPA 04.049
单克隆B淋巴细胞增多症 monoclonal B lymphocytosis，MBL 08.022

E

2, 3-二磷酸甘油酸变位酶缺乏症　2, 3-diphospho- glycerate mutase deficiency　05.097

F

发热　fever　03.025
发热性非溶血性输血反应　febrile non-hemolytic transfusion reactions　10.075
*反带　R-banding　04.230
反甲　koilonychia　03.004
反向原位杂交　reverse *in situ* hybridization　04.255
反应性血小板增多症　reactive thrombocytosis　09.022
*反应性组织细胞增多症　reactive histiocytosis　08.118
范科尼贫血　Fanconi anemia　05.022
*放疗　radiotherapy　10.002
放射免疫测定　radioimmunoassay　04.328
放射性同位素　radioactive isotope　04.329
放射治疗　radiotherapy　10.002
非霍奇金淋巴瘤　non-Hodgkin lymphoma　08.116
非破坏性移植后淋巴增殖性疾病　non-destructive PTLD　08.105
非清髓性预处理　nonmyeloablative conditioning，NMAC　10.035
非整倍体　aneuploid　04.238
肥大细胞　mast cell　02.062
肥大细胞白血病　mast cell leukemia　07.016
肥大细胞肉瘤　mast cell sarcoma　07.017
肥大细胞增多症　mastocytosis　07.015
肺栓塞　pulmonary embolism　09.073
费城染色体　Philadelphia chromosome　04.244
费尔蒂综合征　Felty syndrome　06.011
*分化簇　cluster of differentiation，CD　04.209
分化抗原　cluster of differentiation，CD　04.209
分化综合征　differentiation syndrome　07.036
*分类决定簇　cluster of differentiation，CD　04.209
分叶核粒细胞　segmented cell　04.089
氟化钠抑制试验　sodium fluoride inhibition test　04.163
辅助性T[淋巴]细胞　helper T cell　02.071
*复发性特发性血栓性静脉炎　thrombophlebitis migrans　09.077
复合杂合子　compound heterozygote　04.239
复杂染色单体互换　complex chromatid interchange　04.256
*复杂射体　complex chromatid interchange　04.256
*副血友病　inherited factor Ⅴ deficiency　09.046

G

甘油醛-3-磷酸脱氢酶缺乏症　glyceraldehyde-3-phosphate dehydrogenase deficiency　05.113
杆状核粒细胞　band cell　04.088
肝豆状核变性　hepatolenticular degeneration　06.009
肝静脉闭塞病　hepatic venous occlusive disease，HVOD　10.041
肝脾T细胞淋巴瘤　hepatosplenic T-cell lymphoma　08.088
肝脾[肿]大　hepatosplenomegaly　03.019
肝素诱导的血小板减少症　heparin-induced thrombocytopenia　09.087
肝炎相关性再生障碍性贫血　hepatitis related aplastic anemia　05.018
肝[肿]大　hepatomegaly　03.020
感染性紫癜　infectious purpura　09.009
感染引起的溶血性贫血　hemolysis due to infection　05.135
干扰素　interferon，IFN　02.175
*干尸细胞　mummified cell　04.192
干系　stemline　04.257
*冈瑟病　Gunther disease　05.182
刚果红染色　Congo red staining　04.173
高分子量激肽原　high molecular weight kininogen，HMWK　02.130
高级别B细胞淋巴瘤　high-grade B-cell lymphoma，HGBL　08.055
高磷脂酰胆碱溶血性贫血　high phosphatidylcholine hemolytic anemia　05.089
高免疫球蛋白D综合征　hyper-IgD syndrome　06.042
高免疫球蛋白E综合征　hyper-IgE syndrome　06.043

高免疫球蛋白M综合征　hyper-IgM syndrome　06.044
高嗜酸性粒细胞增多症　hypereosinophilia　06.013
高嗜酸性粒细胞增多综合征　hypereosinophilic syndrome　06.016
高铁血红蛋白　methemoglobin　05.042
高铁血红蛋白还原试验　methemoglobin reduction test　04.037
高铁血红蛋白血症　methemoglobinemia　05.043
高增殖潜能集落形成单位　high proliferation potential colony-forming unit　02.015
睾丸滤泡性淋巴瘤　testicular follicular lymphoma　08.038
戈谢病　Gaucher disease　06.052
戈谢细胞　Gaucher cell　04.146
格里塞利综合征　Griscelli syndrome　06.039
供者　donor　10.018
供者淋巴细胞输注　donor lymphocyte infusion，DLI　10.056
供者特异性抗HLA抗体　donor specific anti-HLA antibody，DSA　10.055
共济失调毛细血管扩张症　ataxia telangiectasia　06.045
共同途径　common pathway　09.004
孤立性5q缺失　isolated del（5q）　07.024
谷氨酰胺-半胱氨酸合成酶缺乏症　glutamyl-cysteine synthetase deficiency　05.100
谷胱甘肽过氧化物酶缺乏症　glutathione peroxidase deficiency　05.102
谷胱甘肽还原酶缺乏症　glutathione reductase deficiency　05.103
谷胱甘肽合成酶缺乏症　glutathione synthetase deficiency　05.104
谷胱甘肽*S*转移酶缺乏症　glutathione *S*-transferase deficiency　05.101
骨孤立性浆细胞瘤　solitary plasmacytoma of bone　08.064
骨髓病性贫血　myelophthisic anemia　05.151
骨髓穿刺术　bone marrow aspiration　04.072
骨髓坏死　bone marrow necrosis　04.201
骨髓活检术　bone marrow biopsy　04.168
骨髓涂片　bone marrow smear　04.074
骨髓纤维化前期　prefibrotic/early primary myelofibrosis　07.010
*骨髓依赖性淋巴细胞　bone marrow-dependent lymphocyte　02.078
骨髓-胰腺综合征　bone marrow-pancreatic syndrome　05.156
骨髓移植　bone marrow transplantation，BMT　10.017
骨髓增生程度　bone marrow cellularity　04.176
骨髓增生异常综合征　myelodysplastic syndrome，MDS　07.018
骨髓增殖性肿瘤　myeloproliferative neoplasm，MPN　07.001
骨髓转移瘤　metastatic tumor in the bone marrow　04.188
骨外浆细胞瘤　extraosseous plasmacytoma　08.065
骨硬化　osteosclerosis　04.178
骨硬化性骨髓瘤　osteosclerotic myeloma　08.072
光滑舌　smooth tongue　03.005
*光化学疗法　photopheresis　10.006
光谱重叠　spectral overlap　04.214
光谱[染色体]核型分析　spectral karyotyping，SKY　04.224
光照疗法　photopheresis　10.006
归巢　homing　02.004
过碘酸希夫染色　periodic acid Schiff stain，PAS stain　04.155
过敏反应　anaphylaxis　10.074
过敏性紫癜　Henoch-Schönlein purpura　09.007
过氧化物酶抗过氧化物酶染色　peroxidase antiperoxidase stain　04.164
过氧化物免疫酶标法　immunoperoxidase technique　04.152

H

*哈格曼因子　Hageman factor　02.126
*哈姆试验　Ham test　04.032
海蓝组织细胞　sea-blue histiocyte　04.144
*海洋性贫血　thalassemia　05.061
海因茨小体　Heinz body　04.121
含铁血黄素　hemosiderin　02.056
含铁血黄素沉着症　hemosiderosis　05.175
含铁血黄素尿　hemosiderinuria　05.176
豪-乔小体　Howell-Jolly body　04.120
5′-核苷酸酶缺乏症　5′-nucleotidase deficiency　05.098

核内再复制　endoreduplication　04.262
核型　karyotype　04.227
核右移　right shift　04.124
核左移　left shift　04.125
赫曼斯基–普德拉克综合征　Hermansky-Pudlak syndrome　09.026
红骨髓　red bone marrow　04.202
红系　erythroid lineage　02.007
红系爆式集落形成单位　burst-forming unit-erythroid，BFU-E　02.017
红系集落形成单位　colony-forming unit-erythroid，CFU-E　02.018
红系祖细胞　erythroid progenitor　02.023
红细胞　erythrocyte，red blood cell　02.040
红细胞成分　erythrocyte component　02.041
红细胞计数　red blood cell count　04.003
红细胞酶异常疾病　red cell enzyme disorder　05.092
红细胞膜异常　red cell membrane abnormality　05.077
红细胞色素不均　anisochromasia　04.098
红细胞渗透脆性试验　erythrocyte osmotic fragility test　04.030
红细胞生成　erythropoiesis　02.051
红细胞生成刺激剂　erythropoiesis-stimulating agent　05.012
*红细胞生成性原卟啉病　protoporphyria　05.185
红细胞生理　erythrocyte physiology　02.050
红细胞体积分布宽度　red cell volume distribution width，RDW　04.008
红细胞体积分布宽度变异系数　coefficient of variation of RDW，RDW-CV　04.009
红细胞物理损伤　physical damage of erythrocyte　05.129
红细胞压积　hematocrit，HCT　04.004
红细胞游离原卟啉　free erythrocyte protoporphyrin　02.042
红细胞增多症　polycythemia，erythrocytosis　05.166
红细胞指数　red blood cell index　02.052
红细胞总量　red blood cell mass　02.053
红血病　pure erythroid leukemia　07.042
*华氏巨球蛋白血症　Waldenström macroglobulinemia，WM　08.027
*化疗　chemotherapy　10.001
化学治疗　chemotherapy　10.001
环形铁粒幼[红]细胞　ring sideroblast　04.167
环状染色体　ring chromosome　04.258
黄疸　jaundice　03.031
黄骨髓　yellow bone marrow　04.203
灰区淋巴瘤　grey zone lymphoma　08.056
灰色血小板综合征　gray platelet syndrome　09.025
彗星试验　comet assay　04.283
混合表型急性白血病　mixed-phenotype acute leukemia，MPAL　07.054
混合淋巴细胞培养实验　mixed lymphocyte culture test　10.030
混合细胞集落形成单位　colony-forming unit-mix，CFU-mix　02.016
混合细胞型经典型霍奇金淋巴瘤　mixed cellularity subtype cHL　08.011
混合型卟啉病　mixed porphyria，variegated porphyria　05.180
混合型核型　composite karyotype　04.259
混合性嵌合体　mixed chimerism　10.045
混合性营养性贫血　mixed nutritional anemia　05.147
活化部分凝血活酶时间　activated partial thromboplastin time，APTT　04.056
活化蛋白C　activated protein C　02.156
活化蛋白C抵抗　activated protein C resistance，APCR　02.159
活化凝血因子Ⅴ　activated factor Ⅴ，FⅤa　02.133
活化凝血因子Ⅶ　activated factor Ⅶ，FⅦa　02.134
活化凝血因子Ⅷ　activated factor Ⅷ，FⅧa　02.135
活化凝血因子Ⅸ　activated factor Ⅸ，FⅨa　02.132
活化凝血因子Ⅹ　activated factor Ⅹ，FⅩa　02.136
活化凝血因子Ⅺ　activated factor Ⅺ，FⅪa　02.137
活化凝血因子Ⅻ　activated factor Ⅻ，FⅫa　02.138
活化凝血因子XIII　activated factor XIII，FXIIIa　02.139
获得性纯红细胞再生障碍　acquired pure red cell aplasia　05.026
获得性蛋白C缺乏症　acquired protein C deficiency　09.083
获得性蛋白S缺乏症　acquired protein S deficiency　09.084
获得性免疫缺陷综合征　acquired immunodeficiency syndrome　06.036
获得性铁粒幼细胞贫血　acquired sideroblastic anemia　05.157
*获得性突变　somatic mutation　04.314
获得性血友病　acquired hemophilia　09.060
霍奇金淋巴瘤　Hodgkin lymphoma，HL　08.009

J

肌红蛋白尿　myoglobinuria　05.034
肌球蛋白重链9相关疾病　myosin heavy chain 9-related disorder，MYH9-RD　09.034
基因　gene　04.285
基因变异　gene variation　04.310
基因型　genotype　04.308
基因型分型　genotyping　04.309
基质细胞　stromal cell　02.035
激肽释放酶原　prekallikrein，PK　02.131
吉姆萨染色　Giemsa stain　04.076
极重型再生障碍性贫血　very severe aplastic anemia　05.017
急性白血病　acute leukemia　07.032
急性单核细胞白血病　acute monocytic leukemia　07.040
急性红白血病　acute erythroid leukemia，AEL　07.041
急性间歇性卟啉病　acute intermittent porphyria　05.181
急性巨核细胞白血病　acute megakaryoblastic leukemia　07.043
急性粒-单核细胞白血病　acute myelomonocytic leukemia　07.038
急性淋巴细胞白血病　acute lymphoblastic leukemia，ALL　08.002
急性全髓细胞增殖症伴骨髓纤维化　acute panmyelosis with myelofibrosis　07.045
急性嗜碱性粒细胞白血病　acute basophilic leukemia　07.044
急性双表型白血病　acute biphenotypic leukemia　07.055
急性双系列白血病　acute bilineal leukemia　07.056
急性髓系白血病　acute myeloid leukemia，AML　07.033
*急性髓细胞性白血病　acute myelogenous leukemia　07.033
急性未分化白血病　acute undifferentiated leukemia　07.053
急性移植物抗宿主病　acute graft versus host disease，aGVHD　10.038
急性原始单核细胞白血病　acute monoblastic leukemia　07.039
急性再生障碍性贫血　acute aplastic anemia　05.014
*急性再障　acute aplastic anemia　05.014
急性早幼粒细胞白血病　acute promyelocytic leukemia，APL　07.035
急性造血功能停滞　acute arrest of hematopoiesis　05.020
棘形红细胞　acanthrocyte　04.100
棘形红细胞增多　acanthocytosis　05.080
集落刺激因子　colony-stimulating factor，CSF　02.171
*集落刺激因子1　colony-stimulating factor 1　02.173
*集落刺激因子2　colony-stimulating factor 2　02.174
*集落刺激因子3　colony-stimulating factor 3　02.172
集落形成单位　colony-forming unit，CFU　02.014
己糖激酶缺乏症　hexokinase deficiency　05.105
继发获得性纯红细胞再生障碍　secondary acquired pure red cell aplasia　05.028
继发免疫性血小板减少症　secondary immune thrombocytopenia　09.015
继发性淀粉样变　secondary amyloidosis　08.068
继发性高嗜酸性粒细胞增多症　secondary hypereosinophilia　06.015
继发性骨髓纤维化　secondary myelofibrosis　07.009
继发性红细胞增多症　secondary erythrocytosis　05.170
继发性冷纤维蛋白原血症　secondary cryofibrinogenemia　09.062
继发性血色病　secondary hemochromatosis　05.174
*家族性多因子缺乏症　familial multiple factor deficiency　09.044
家族性红细胞增多症　familial erythrocytosis　05.169
家族性冷纤维蛋白原血症　familial cryofibrinogenemia　09.057
家族性卵磷脂胆固醇酰基转移酶缺乏症　familial lecithin cholesterol acyltransferase deficiency　05.081
*甲苯胺蓝纠正试验　plasma free heparin time　04.070
甲苯胺蓝染色　toluidine blue stain　04.158
假性红细胞增多症　pseudoerythrocytosis　05.167
假性佩-许畸形　pseudo-Pelger-Huët anomaly　04.136
*假性血管性血友病　pseudo-von Willebrand disease　09.029
假性血小板减少症　pseudothrombocytopenia　09.018
间变性大细胞淋巴瘤　anaplastic large cell lymphoma，ALCL　08.097
间变性淋巴瘤激酶　anaplastic lymphoma kinase，ALK　08.098

K

L

淋巴细胞倍增时间　lymphocyte doubling time　08.020
*淋巴细胞毒素　lymphocytotoxin　02.177
*淋巴细胞丰富型经典型霍奇金淋巴瘤　lymphocyte-rich subtype cHL　08.013
淋巴细胞为主型经典型霍奇金淋巴瘤　lymphocyte-rich subtype cHL　08.013
淋巴细胞消减型经典型霍奇金淋巴瘤　lymphocyte-depleted subtype cHL　08.014
淋巴细胞再循环　lymphocyte recirculation　02.068
淋巴样小巨核细胞　lymphoid micromegakaryocyte　04.138
淋巴因子　lymphokine　02.168
淋系　lymphoid lineage　02.005
淋系共同祖细胞　common lymphoid progenitor，CLP　02.026
淋系倾向多能祖细胞　lymphoidbiased multiple pluripotent progenitor，LMPP　02.025
磷酸丙糖异构酶缺乏症　triosephos-phate isomerase deficiency　05.106
磷酸甘油酸激酶缺乏症　phosphoglycerate kinase deficiency　05.107
磷酸果糖激酶缺乏症　phosphofructokinase deficiency　05.108
磷酸果糖醛缩酶缺乏症　phosphofructosyl aldolase deficiency　05.109
磷酸己糖激酶缺乏症　phosphohexokinase deficiency　05.110
刘易斯血型系统　Lewis blood group system　10.063
流式细胞术　flow cytometry，FCM　04.205
硫化血红蛋白血症　sulfhemoglobinemia　05.045
硫酸鱼精蛋白副凝试验　protamine sulfate paracoagulation test　04.069
鹿角样核　staghorn-like nuclei　04.183
卵圆形红细胞　ovalocyte　04.112
卵圆形红细胞增多症　ovalocytosis　05.088
罗伯逊易位　Robertsonian translocation　04.261
罗曼诺夫斯基染色　Romanowsky stain　04.075
*罗萨伊-多尔夫曼病　Rosai-Dorfman disease　06.025
*罗氏染色　Romanowsky stain　04.075
裸核型巨核细胞　bare megakaryocytic nuclei　04.096
绿色瘤　chloroma　07.048
氯乙酸AS-D萘酚酯酶染色　naphthol AS-D chloroacetate esterase stain　04.157
滤泡树突状细胞　follicular dendritic cell　02.088
滤泡树突状细胞肉瘤　follicular dendritic cell sarcoma　08.112
滤泡性淋巴瘤　follicular lymphoma，FL　08.037
滤泡性T细胞淋巴瘤　follicular T-cell lymphoma　08.096
滤泡植入　follicular colonization　04.196

M

慢性病贫血　anemia of chronic disease　05.153
慢性肝病贫血　anemia of chronic liver disease　05.150
慢性活动性EB病毒感染　chronic active EBV infection，CAEBV　08.081
慢性粒-单核细胞白血病　chronic myelomonocytic leukemia，CMML　07.013
*慢性粒细胞白血病　chronic myelogenous leukemia，CML　07.002
慢性淋巴细胞白血病　chronic lymphocytic leukemia，CLL　08.016
慢性肉芽肿病　chronic granulomatosis　06.026
慢性肾病贫血　anemia of chronic renal disease　05.152
慢性嗜酸性粒细胞白血病　chronic eosinophilic leukemia，CEL　07.012
慢性髓细胞性白血病　chronic myelogenous leukemia，CML　07.002
慢性髓细胞性白血病急变期　blastic phase of chronic myelogenous leukemia　07.005
慢性髓细胞性白血病加速期　accelerated phase of chronic myelogenous leukemia　07.004
慢性髓细胞性白血病慢性期　chronic phase of chronic myelogenous leukemia　07.003
慢性移植物抗宿主病　chronic graft versus host disease，cGVHD　10.039
慢性再生障碍性贫血　chronic aplastic anemia　05.013
慢性中性粒细胞白血病　chronic neutrophilic leukemia，CNL　07.006
慢性中性粒细胞减少症　chronic neutropenia　06.004
慢性中性粒细胞增多症　chronic neutrocytosis　06.005
毛细胞白血病　hairy cell leukemia，HCL　08.025

毛细血管脆性试验　capillary fragility test，CFT　04.046
冒烟性骨髓瘤　smoldering plasma cell myeloma　08.060
E玫瑰花环形成细胞　E-rosette-forming cell　02.055
梅-黑异常　May-Hegglin anomaly　04.134
梅-黑综合征　May-Hegglin syndrome　09.031
弥漫大B细胞淋巴瘤　diffuse large B-cell lymphoma，DLBCL　08.046
弥散性血管内凝血　disseminated intravascular coagulation，DIC　09.086
嘧啶5′-核苷酸酶　pyrimidine 5′-nucleotidase，P5′N　04.041
免疫固定电泳　immunofixation electrophoresis　04.327
免疫母细胞　immunoblast　04.193
免疫球蛋白　immunoglobulin，Ig　02.184
免疫球蛋白A　immunoglobulin A，IgA　02.186
免疫球蛋白D　immunoglobulin D，IgD　02.188
免疫球蛋白E　immunoglobulin E，IgE　02.189
免疫球蛋白G　immunoglobulin G，IgG　02.185
免疫球蛋白M　immunoglobulin M，IgM　02.187
免疫细胞化学染色　immunocytochemical stain　04.150
免疫性溶血性贫血　immune hemolytic anemia　05.117
免疫抑制治疗　immunosuppressive therapy　10.004
免疫治疗　immunotherapy　10.003
免疫组织化学染色　immunohistochemical staining　04.175
*面部红斑侏儒综合征　Bloom syndrome　06.050
莫特细胞　Mott cell　04.141
母细胞性浆细胞样树突状细胞肿瘤　blastic plasmacytoid dendritic cell neoplasm，BPDCN　07.066
木村病　Kimura disease　06.022
木乃伊细胞　mummified cell　04.192
*目标区域测序　targeted sequencing　04.307

N

难治性白血病　refractory leukemia　07.059
难治性贫血　refractory anemia　07.020
难治性血小板减少　refractory thrombocytopenia　07.022
难治性中性粒细胞减少　refractory neutropenia　07.021
*囊依赖淋巴细胞　bursa-dependent lymphocyte　02.078
内部串联重复　internal tandem duplication，ITD　04.295
内皮细胞黏附分子　endothelial cell adhesion molecule　02.113
内因子　intrinsic factor　05.148
内源性凝血途径　intrinsic pathway　09.003
尼梅亨断裂综合征　Nijmegen Breakage Syndrome，NBS　08.100
尼曼-皮克病　Niemann-Pick disease　06.053
尼曼-皮克细胞　Niemann-Pick cell　04.145
尿激酶型纤溶酶原激活物　urokinase-type plasminogen activator，u-PA　02.151
尿激酶型纤溶酶原激活物受体　urokinase-type plasminogen activator receptor，u-PAR　02.152
*凝溶蛋白　Bence-Jones protein　08.074
凝血　coagulation　09.001
*凝血级联反应　coagulation cascade　09.005
凝血酶　thrombin　02.140
凝血酶活化纤维蛋白溶解抑制物　thrombin activable fibrinolysis inhibitor，TAFI　02.154
凝血酶-抗凝血酶复合物测定　thrombin-antithrombin test，TAT　04.057
凝血酶时间　thrombin time，TT　04.054
凝血酶调节蛋白　thrombomodulin　02.160
凝血酶原　prothrombin　02.118
凝血酶原缺乏症　prothrombin deficiency　09.042
凝血酶原时间　prothrombin time，PT　04.055
凝血瀑布　coagulation cascade　09.005
凝血因子　coagulation factor　02.116
*凝血因子Ⅰ　fibrinogen　02.117
*凝血因子Ⅱ　prothrombin　02.118
*凝血因子Ⅲ　tissue factor　02.119
凝血因子Ⅴ　coagulation factor　Ⅴ　02.120
凝血因子Ⅶ　coagulation factor　Ⅶ　02.121
凝血因子Ⅷ　coagulation factor　Ⅷ　02.122
凝血因子Ⅸ　coagulation factor　Ⅸ　02.123
凝血因子Ⅹ　coagulation factor　Ⅹ　02.124
凝血因子Ⅺ　coagulation factor　Ⅺ　02.125
凝血因子Ⅻ　coagulation factor　Ⅻ　02.126
凝血因子XIII　coagulation factor　XIII　02.127
凝血因子活性测定　coagulation factor activity assay　04.058

凝血因子抗原测定 coagulation factor antigen assay 04.059

凝血因子XⅢ筛查试验 factor XⅢ screen test 04.061

牛肉舌 beefy tongue 03.006

浓缩红细胞 packed red blood cell 10.067

P

帕彭海姆小体 Pappenheimer body 04.119

旁系 sideline 04.282

泡沫状巨噬细胞 foamy macrophage 04.143

胚系突变 germline mutation 04.313

佩–许畸形 Pelger-Huët anomaly 04.135

皮肤黏膜出血 mucocutaneous hemorrhage 03.011

皮下脂膜炎样T细胞淋巴瘤 subcutaneous panniculitis-like T cell lymphoma 08.089

疲劳 fatigue 03.024

脾边缘区淋巴瘤 splenic marginal zone lymphoma, SMZL 08.024

脾[肿]大 splenomegaly 03.021

贫血 anemia 05.001

平均红细胞体积 mean corpuscular volume, MCV 04.005

平均红细胞血红蛋白含量 mean corpuscular hemoglobin, MCH 04.006

平均红细胞血红蛋白浓度 mean corpuscular hemoglobin concentration, MCHC 04.007

平均血小板体积 mean platelet volume, MPV 04.015

平均荧光强度 mean fluorescence intensity, MFI 04.215

破骨细胞 osteoclast 02.038

破碎红细胞 schistocyte 04.102

葡萄糖-6-磷酸脱氢酶 glucose 6-phosphate dehydrogenase, G6PD 04.042

葡萄糖-6-磷酸脱氢酶缺乏症 glucose-6-phosphate dehydrogenase deficiency 05.096

葡萄糖磷酸异构酶 glucose phosphate isomerase, GPI 04.044

葡萄糖磷酸异构酶缺乏症 glucose phosphate isomerase deficiency 05.111

*普卢默–文森综合征 Plummer-Vinson syndrome 05.144

普鲁士蓝染色 Prussian blue staining 04.172

普通变异型免疫缺陷病 common variable immunodeficiency 06.046

Q

脐血造血干细胞移植 cord blood stem cell transplantation, CBSCT 10.022

气球样核 balloon-shaped nuclei 04.184

铅笔样细胞 pencil cell 04.105

前体淋巴细胞肿瘤 precursor lymphoid neoplasm 08.001

前B细胞 precursor B cell 02.080

前向散射 forward scattering, FSC 04.206

前血小板 proplatelet 02.095

潜能未定克隆性造血 clonal hematopoiesis of indeterminate potential, CHIP 07.029

嵌合抗原受体T细胞治疗 chimeric antigen receptor T cell therapy, CAR-T cell therapy 10.008

嵌合抗原受体NK细胞治疗 chimeric antigen receptor NK cell therapy 10.013

嵌合体 mosaic 04.263

羟钴胺 hydroxocobalamin 04.019

乔丹异常 Jordan's anomaly 04.133

侵袭性淋巴瘤 aggressive lymphoma 08.120

侵袭性NK细胞白血病 aggressive NK-cell leukemia 08.080

κ轻链 kappa light chain 02.190

λ轻链 lambda light chain 02.191

轻链沉积病 light chain deposition disease 08.069

轻型地中海贫血 thalassemia minor 05.062

清髓性预处理 myeloablative conditioning, MAC 10.033

球形红细胞 spherocyte 04.101

趋化因子 chemokine 02.180

全身放射治疗 total body irradiation, TBI 10.036

醛缩酶缺乏症 aldolase deficiency 05.112

Rh缺乏病 Rhnull disease 05.078

Rh缺乏综合征 Rh deficiency syndrome 05.079

缺失　deletion　04.264
缺铁性红细胞生成　iron deficiency erythropoiesis　05.161
缺铁性贫血　iron deficiency anemia　05.143
缺铁性吞咽困难综合征　sideropenic dysphagia syndrome　05.144
群体反应性抗体　panel reactive antibody　04.305

R

燃瘤反应　tumor flare reaction　08.121
*HE染色　hematoxylin and eosin staining，HE staining　04.170
*Ph染色体　Philadelphia chromosome　04.244
染色体脆性　chromosome fragility　04.225
染色体断裂　chromosome break　04.226
染色体显带　chromosome banding　04.228
人类白细胞抗原　human leucocyte antigen，HLA　10.031
人类基因组计划　Human Genome Project，HGP　04.296
人类免疫缺陷病毒感染相关淋巴瘤　lymphomas associated with HIV infection　08.103
人类细胞遗传学国际命名体系　International System for Human Cytogenetic Nomenclature，ISCN　04.217
人[类]血小板抗原　human platelet antigen，HPA　02.112
溶骨性病变　osteolytic lesion　08.076
溶酶体贮积病　lysosomal storage disease　06.029
溶栓　thrombolysis　09.071
溶血　hemolysis　05.029
溶血肝功能异常血小板减少综合征　hemolysis，elevated liver function and low platelet count syndrome，HELLP syndrome　05.132
溶血尿毒症综合征　hemolytic uremic syndrome　05.131
溶血危象　hemolytic crisis　05.031
溶血性贫血　hemolytic anemia　05.030
融合基因　fusion gene　04.286
乳铁蛋白　lactoferrin　04.021
瑞斯托霉素辅因子活性　ristocetin cofactor activity　04.063
瑞斯托霉素诱导的血小板聚集　ristocetin-induced platelet aggregation，RIPA　02.109
瑞特染色　Wright stain　04.077

S

塞巴斯提安综合征　Sebastian syndrome　09.033
塞扎里综合征　Sézary syndrome　08.091
三倍复制　triplication　04.265
*90° 散射光　side scattering，SSC　04.207
蛇毒因子溶血试验　cobra venom factor hemolysis test　04.031
设门　gating　04.208
深静脉血栓　deep vein thrombosis，DVT　09.075
GM1神经节苷脂贮积症　GM1 gangliosidosis　06.028
神经鞘脂贮积症　sphingolipidosis　06.030
生发中心进行性转化　progressively transformation of germinal center，PTGC　04.197
生理性贫血　physiologic anemia　05.009
生物信息学　bioinformatics　04.322
*生殖细胞突变　germline mutation　04.313
失血性贫血　hemorrhagic anemia　05.010
施-戴综合征　Shwachman-Diamond syndrome，SDS　06.008
*十二指肠型滤泡性淋巴瘤　duodenal-type follicular lymphoma　08.040
嗜碱性点彩　basophilic stippling　04.099
嗜碱性点彩红细胞　basophilic stippling cell　04.117
嗜碱性粒细胞　basophil　02.061
嗜酸细胞肉芽肿　eosinophilic granuloma　06.019
嗜酸细胞性筋膜炎　eosinophilic fasciitis　06.018
嗜酸细胞性胃肠炎　eosinophilic gastroenteritis　06.020
嗜酸性粒细胞　eosinophil　02.060
嗜酸性粒细胞减少症　eosinopenia　06.021
嗜酸性粒细胞增多症　eosinophilia　06.012
嗜异性抗体　heterophil antibody　04.325
嗜异性凝集试验　heterophil agglutination test　04.324
嗜银染色　Gomori staining　04.171
*噬血细胞淋巴组织细胞增生症　hemophagocytic lymphohistocytosis，HLH　08.118

*噬血细胞性网状细胞增生症 hemophagocytic reticulosis 08.118
噬血细胞综合征 hemophagocytic syndrome 08.118
*匙状甲 koilonychia 03.004
手镜细胞 hand mirror cell 04.139
输血后紫癜 post-transfusion purpura 09.019
输血相关移植物抗宿主病 transfusion associated graft versus host disease，T-GVHD 10.076
*束臂试验 tourniquet test 04.046
树突状共同祖细胞 common dendritic progenitor，CDP 02.031
树突状细胞 dendritic cell 02.086
衰变加速因子 decay accelerating factor 04.034
栓塞 embolism 09.067
双特异性抗体 bispecific antibody 10.014
双微体 double minute 04.266
双着丝粒染色体 dicentric chromosome 04.267
斯科特综合征 Scott syndrome 09.030
苏丹黑B染色 sudan black B stain 04.159
苏木精–伊红染色 hematoxylin and eosin staining，HE staining 04.170
酸化甘油溶解试验 acid glycerol lysis test，AGLT 04.040
酸化血清溶血试验 acidified-serum hemolysis test 04.032
酸性磷酸酶染色 acid phosphatase stain 04.154
随体 satellite 04.268
髓过氧化物酶缺乏症 myeloperoxidase deficiency 06.049
髓过氧化物酶染色 myeloperoxidase stain 04.156
髓外白血病 extramedullary leukemia 07.058
*髓外浆细胞瘤 extraosseous plasmacytoma 08.065
髓外造血 extramedullary hematopoiesis 04.199
髓系 myeloid lineage 02.006
髓系共同祖细胞 common myeloid progenitor，CMP 02.027
髓系肉瘤 myeloid sarcoma 07.046
髓系肿瘤伴胚系易感基因 myeloid neoplasms with germline predisposition 07.049
髓样/经典树突状细胞 myeloid/ conventional dendritic cell 02.091

T

*胎儿血红蛋白 hemoglobin F 05.050
碳氧血红蛋白 carboxyhemoglobin 05.046
唐氏综合征相关骨髓增殖症 myeloid proliferations associated with Down sydrome 07.050
糖化肌醇磷脂锚蛋白 glycosylphosphatidylinositol anchor 05.091
套细胞淋巴瘤 mantle cell lymphoma，MCL 08.043
*特发性多中心型卡斯尔曼病 idiopathic multicentric Castleman disease 08.053
特发性肺含铁血黄素沉着症 idiopathic pulmonary hemosiderosis 05.177
特发性高嗜酸性粒细胞增多症 idiopathic hypereosinophilia 06.014
特发性高嗜酸性粒细胞增多综合征 idiopathic hypereosinophilic syndrome 06.017
特发性红细胞增多症 idiopathic polycythemia 05.171
*特发性血小板减少性紫癜 idiopathic thrombocytopenic purpura 09.016
特殊颗粒 specific granule 04.126
体内净化 purging *in vivo* 10.027
体外净化 purging *in vitro* 10.028
体细胞突变 somatic mutation 04.314
体液免疫 humoral immunity 02.003
体质性异常 constitutional anomaly 04.269
铁代谢异常 iron metabolism abnormalities 05.158
铁蛋白 ferritin 04.022
铁负荷过多性贫血 iron overload anemia 05.164
铁过载 iron overload 05.165
铁结合力 iron-binding capacity 04.025
铁粒幼细胞贫血 sideroblastic anemia 05.154
铁缺乏 iron deficiency 05.160
铁染色 iron stain 04.151
铁调节蛋白 iron regulatory protein 02.054
同基因造血干细胞移植 syngeneic hematopoietic stem cell transplantation，syn-HSCT 10.020
同源染色体 homologous chromosome 04.240
同种抗体 alloantibody 10.051
同种抗原 alloantigen 10.054
同种免疫 alloimmunity 10.052
同种异基因移植物 allograft 10.053

涂抹细胞　smudge cell　04.147
吞噬细胞　phagocyte　02.065
脱靶效应　on-target/off-tumor recognition　10.012
脱铁铁蛋白　apoferritin　04.020
脱氧核糖核酸指数　DNA index，DI　04.234
椭圆形红细胞　elliptocyte　04.104

W

瓦尔登斯特伦巨球蛋白血症　Waldenström macroglobulinemia，WM　08.027
外源性凝血途径　extrinsic pathway　09.002
外周T细胞淋巴瘤　peripheral T-cell lymphoma，PTCL　08.094
外周血干细胞移植　peripheral blood stem cell transplantation，PBSCT　10.016
外周血涂片　peripheral blood smear　04.073
完全供者细胞嵌合体　complete donor chimerism　10.044
完全受者细胞嵌合体　complete recipient chimerism　10.046
晚幼红细胞　orthochromatic erythroblast　04.083
晚幼粒细胞　metamyelocyte　04.087
网织红细胞　reticulocyte　04.010
网织红细胞成熟指数　reticulocyte maturity index，RMI　04.012
网织红细胞生成指数　reticulocyte production index，RPI　04.013
网织红细胞血红蛋白　reticulocyte hemoglobin　04.011
网织血小板　reticulated platelet　04.017
网状细胞　reticular cell　02.039
网状纤维　reticulin fiber　04.177
威–奥综合征　Wiskott-Aldrich syndrome，WAS　06.047
*威尔逊病　Wilson disease　06.009
*威斯科特–奥尔德里奇综合征　Wiskott-Aldrich syndrome，WAS　06.047
微量补体溶血敏感试验　micro-complement hemolysis sensitivity test　04.029
微量残留病　minimal residual disease　07.063
*22q11.2微缺失综合征　thymic hypoplasia　06.033
*微卫星DNA　short tandem repeat，STR　04.292
微小巨核细胞　micromegakaryocyte　04.137
*微小巨核细胞　lymphoid micromegakaryocyte　04.138
微小无着丝粒断片　minute acentric fragment　04.270
微血管病性溶血性贫血　microangiopathic hemolytic anemia　05.130
维生素K依赖性酶原　vitamin K dependent zymogen　02.128
维生素K依赖性凝血因子缺乏症　vitamin K dependent coagulation factor deficiency　09.061
*维A酸综合征　differentiation syndrome　07.036
萎缩性舌炎　atrophic glossitis　03.008
温抗体型自身免疫性溶血性贫血　warm active antibody autoimmune hemolytic anemia　05.118
温冷双抗体型自身免疫性溶血性贫血　mixed warm and cold antibody autoimmune hemolytic anemia　05.120
无关供者造血干细胞移植　unrelated donor hematopoietic stem cell transplantation　10.024
无效造血　ineffective erythropoiesis　05.038
无着丝粒断片　acentric fragment　04.271
*无症状骨髓瘤　asymptomatic myeloma　08.060

X

烯醇酶缺乏症　enolase deficiency　05.114
洗涤红细胞　washed red blood cell　10.065
系别交叉　cross-lineage　04.210
系别特异性抗原　lineage specific antigen　04.211
系列不明急性白血病　acute leukemia of ambiguous lineage　07.052
*B细胞　B cell　02.078
*LP细胞　lymphocyte predominant cell　04.190
*NK细胞　NK cell　02.085
*RS细胞　Reed-Sternberg cell，RS cell　04.189
*T细胞　T cell　02.070
αβT细胞　αβ T cell　02.074
γδT细胞　γδT cell　02.075
T细胞保留　T cell retention　10.026

限制性内切核酸酶　restriction endonuclease　04.297
限制性片段长度多态性　restriction fragment length polymorphism　04.298
陷窝细胞　lacunar cell　04.191
腺苷三磷酸酶缺乏症　adenosine triphosphatase deficiency　05.115
腺苷酸激酶缺乏症　adenylate kinase deficiency　05.116
腺苷脱氨酶缺乏症　adenosine deaminase deficiency　06.048
相互易位　reciprocal translocation　04.272
消瘦　emaciation　03.026
小红细胞　microcyte　04.116
小淋巴细胞淋巴瘤　small lymphocytic lymphoma，SLL　08.021
小细胞低色素性贫血　hypochromic microcytic anemia　05.005
小细胞性贫血　microcytic anemia　05.004
*效应B细胞　effector B cell　02.081
心因性紫癜　psychogenic purpura　09.013
新生儿溶血病　hemolytic disease of newborn　05.137
新生儿同种免疫性血小板减少症　neonatal alloimmune thrombocytopenia，NAIT　09.021
新生儿ABO血型不合溶血病　ABO blood group incompatibility hemolytic disease of the newborn　05.138
新生儿暂时性低丙种球蛋白血症　transient hypogammaglobulinemia of infancy　06.038
新鲜冰冻血浆　fresh frozen plasma　10.072
星空现象　starry sky pattern　04.198
行军性血红蛋白尿　march hemoglobinuria　05.133
胸骨压痛　sternal tenderness　03.029
胸腺发育不全　thymic hypoplasia　06.033
胸腺树突状细胞　thymic dendritic cell　02.089
*胸腺依赖性淋巴细胞　thymus dependent lymphocyte　02.070
悬浮红细胞　suspended red blood cell　10.066
P选择素　P-selectin　02.105
选择性免疫球蛋白缺陷　selective immunoglobulin deficiency　06.035
眩晕　vertigo　03.027
*血管滤泡性淋巴样增生　angiofollicular lymph node hyperplasia　08.052
血管免疫母细胞性T细胞淋巴瘤　angioimmunoblastic T cell lymphoma，AITL　08.095
血管内大B细胞淋巴瘤　intravascular large B-cell lymphoma　08.048
血管内溶血　intravascular hemolysis　05.036
血管外溶血　extravascular hemolysis　05.037
*血管性假血友病因子　von Willebrand factor，vWF　02.129
血管性血友病　von Willebrand disease　09.059
血管性血友病因子　von Willebrand factor，vWF　02.129
血管性血友病因子多聚体分析　von Willebrand factor multimer analysis　04.064
血管性血友病因子胶原结合试验　von Willebrand factor collagen binding assay，vWF：CBA　04.062
血管性血友病因子裂解蛋白酶　a disintegrin and metalloprotease with athrombospondin type 1 motif member 13，ADAMTS13　02.141
血红蛋白　hemoglobin　02.043
血红蛋白S　hemoglobin S，HbS　05.051
血红蛋白C　hemoglobin C，HbC　05.054
血红蛋白D　hemoglobin D，HbD　05.055
血红蛋白E　hemoglobin E，HbE　05.056
血红蛋白F　hemoglobin F　05.050
血红蛋白G　hemoglobin G，HbG　05.049
血红蛋白H　hemoglobin H，HbH　05.057
血红蛋白M　hemoglobin M，HbM　05.059
血红蛋白巴特　hemoglobin Bart，Hb Bart　05.065
血红蛋白H包涵体　hemoglobin H inclusion　04.122
血红蛋白电泳　hemoglobin electrophoresis　04.035
血红蛋白莱波雷　hemoglobin Lepore　05.058
血红蛋白尿　hemoglobinuria　05.035
血红蛋白异常　hemoglobin disorder　05.040
血红素　heme　02.044
血浆游离肝素时间　plasma free heparin time　04.070
血浆置换　plasma exchange　10.077
血块收缩试验　clot retraction test，CRT　04.051
血疱　blood blister　03.016
血清蛋白电泳　serum protein electrophoresis　04.326
血清铁　serum iron　04.023
血清铁蛋白　serum ferritin　04.024
血色病　hemochromatosis　05.172
血栓　thrombus　09.066
血栓栓塞　thromboembolism　09.070
血栓弹力图　thromboelastography　04.053
血栓形成　thrombosis　09.069
血栓性静脉炎　thrombophlebitis　09.076
血栓性微血管病　thrombotic microan-giopathy，TMA

Y

10.037
移植物抗宿主反应　graft versus host reaction，GVHR　10.050
移植物抗肿瘤　graft versus tumor，GVT　10.048
移植物排斥　graft rejection　10.047
遗传性出血性毛细血管扩张症　hereditary hemorrhagic telangiectasia　09.006
*遗传性非球形红细胞溶血性贫血　congenital non-spherocytic hemolytic anemia　05.094
遗传性粪卟啉病　hereditary coproporphyria　05.184
遗传性干瘪红细胞增多症　hereditary xerocytosis　05.083
遗传性红细胞酶病　hereditary erythrocyte enzyme disease　05.093
遗传性口形红细胞增多症　hereditary stomatocytosis　05.084
遗传性联合凝血因子缺乏症　hereditary combined coagulation factor deficiency　09.044
遗传性凝血酶原缺陷症　hereditary disorder of prothrombin　09.045
遗传性凝血因子Ⅴ缺陷症　inherited factor Ⅴ deficiency　09.046
遗传性凝血因子Ⅶ缺陷症　inherited factor Ⅶ deficiency　09.047
遗传性凝血因子Ⅺ缺陷症　inherited factor Ⅺ deficiency　09.048
遗传性凝血因子Ⅻ缺陷症　inherited factor Ⅻ deficiency　09.049
遗传性凝血因子XⅢ缺陷症　inherited factor XⅢ deficiency　09.050
遗传性球形红细胞增多症　hereditary spherocytosis　05.085
*遗传性热不稳定性异形红细胞增多症　hereditary pyropoikilocytosis　05.086
遗传性嗜派洛宁异形红细胞症　hereditary pyropoikilocytosis　05.086
遗传性胎儿血红蛋白持续存在　hereditary persistence of fetal hemoglobin　05.047
遗传性铁粒幼细胞贫血　hereditary sideroblastic anemia　05.155
遗传性椭圆形红细胞增多症　hereditary elliptocytosis　05.087
遗传性系统性淀粉样变性　hereditary systematic amyloidosis　06.051
遗传性纤维蛋白原缺陷症　hereditary disorder of fibrinogen　09.052
遗传性血色病　hereditary hemochromatosis　05.173
遗传性中性粒细胞分叶过多症　hereditary hypersegmentation of neutrophils　06.032
异丙醇试验　isopropanol test　04.036
异常光散射　abnormal light scatter profile　04.212
异常血红蛋白病　abnormal hemoglobinopathy　05.048
异基因造血干细胞移植　allogeneic hematopoietic stem cell transplantation，allo-HSCT　10.021
异食癖　pica　03.001
异形红细胞　poikilocyte　04.106
易栓症　thrombophilia　09.068
易位　translocation　04.275
意义未明单克隆丙种球蛋白血症　monoclonal gammopathy of undetermined significance，MGUS　08.058
意义未明克隆性血细胞减少　clonal cytopenia of undetermined significance，CCUS　07.027
意义未明特发性血细胞减少　idiopathic cytopenia of undetermined significance，ICUS　07.026
*因子Ⅴ魁北克　Quebec platelet disorder　09.036
因子Ⅴ莱登突变　factor Ⅴ Leiden mutation　09.082
因子Ⅴ-Ⅷ联合缺乏　combined factor Ⅴ-factor Ⅷ deficiency　09.051
荧光原位杂交　fluorescence *in situ* hybridization，FISH　04.220
营养性贫血　nutritional anemia　05.142
优球蛋白溶解时间　euglobulin lysis time　04.071
游离轻链　free light chain　02.192
游离血红蛋白　free hemoglobin　04.038
有核红细胞　nucleated red blood cell　04.079
有丝分裂　mitosis　04.231
有丝分裂率　mitotic rate　04.232
有丝分裂指数　mitotic index　04.233
幼单核细胞　promonocyte　04.091
幼红细胞岛　erythroblastic island　04.180
幼粒幼红细胞贫血　leukoerythroblastic anemia　05.006
幼淋巴细胞　prolymphocyte　04.097
幼年型粒-单核细胞白血病　juvenile myelomonocytic leukemia，JMML　07.014
*幼年性黄瘤　disseminated juvenile xanthogranuloma　08.114
幼稚巨核细胞　immature megaka-ryocyte　04.093
幼稚前体细胞异常定位　abnormal localization of im-

mature precursor，ALIP 04.181
瘀斑 ecchymosis 03.012
瘀点 petechia 03.013
预处理 conditioning，pretreating 10.032
原卟啉 protoporphyrin 02.049
原卟啉病 protoporphyria 05.185
原单核细胞 monoblast 04.090
原发获得性纯红细胞再生障碍 primary acquired pure red cell aplasia 05.027
原发免疫缺陷相关性淋巴增殖性疾病 lymphoproliferative disorders associated with primary immune disorder 08.099
原发免疫性血小板减少症 primary immune thrombocytopenia 09.016
原发性肠道滤泡性淋巴瘤 duodenal-type follicular lymphoma 08.040
原发性淀粉样变 primary amyloidosis 08.067
原发性骨髓纤维化 primary myelofibrosis，PMF 07.008
原发性红细胞增多症 primary polycythemia 05.168
原发性免疫缺陷病 primary immunodeficiency disease 06.037
原发性皮肤间变性大细胞淋巴瘤 primary cutaneous anaplastic large cell lymphoma 08.093
原发性皮肤滤泡中心性淋巴瘤 primary cutaneous follicle centre lymphoma 08.042
原发性脾中性粒细胞减少症 primary splenic neutropenia 06.010
*原发性软组织浆细胞瘤 primary soft tissue plasmacytoma 08.065
原发性渗出性淋巴瘤 primary effusion lymphoma 08.051
原发性血小板增多症 essential thrombocytosis，essential thrombocythemia，ET 07.011
原发纵隔大B细胞淋巴瘤 primary mediastinal large B-cell lymphoma，PMBL 08.047
原巨核细胞 megakaryoblast 04.092
原淋巴细胞 lymphoblast 02.067
原始红细胞 proerythroblast 04.080
原始粒细胞 myeloblast 04.084
原始细胞 blast cell 04.078
原始细胞增多 excess blast 07.023
*原位滤泡性淋巴瘤 *in situ* follicular neoplasia 08.039
原位滤泡性肿瘤 *in situ* follicular neoplasia 08.039
原位溶血 hemolysis *in situ* 05.039
原位套细胞肿瘤 *in situ* mantle cell neoplasia 08.045
原位杂交 *in situ* hybridization，ISH 04.218
月经过多 hypermenorrhea 03.017
云朵样核 cloud-like nuclei 04.185

Z

杂合子 heterozygote 04.316
*杂色卟啉病 mixed porphyria，variegated porphyria 05.180
再生障碍危象 aplastic crisis 05.032
再生障碍性贫血 aplastic anemia 05.011
脏器出血 organ hemorrhage 03.018
早幼红细胞 basophilic erythroblast 04.081
早幼粒细胞 promyelocyte 04.085
[造血]发育异常 dysplasia 07.019
造血干细胞 hematopoietic stem cell 02.008
造血干细胞移植 hematopoietic stem cell transplantation，HSCT 10.005
造血生长因子 hematopoietic growth factor 02.179
造血微环境 hemopoietic microenvironment 02.033
造血细胞 hematopoietic cell 02.001
造血祖细胞 hematopoietic progenitor cell 02.012
增生不良性贫血 hypoplasia anemia 05.007
增生性贫血 hyperplasia anemia 05.008
长周期培养起始细胞 long-term culture-initiating cell 02.009
长周期造血干细胞 long-term hematopoietic stem cell 02.010
蔗糖溶血试验 sucrose hemolysis test 04.033
着丝粒 centromere 04.276
*着丝粒融合 Robertsonian translocation 04.261
真性红细胞增多症 polycythemia vera，PV 07.007
阵发性冷性血红蛋白尿症 paroxysmal cold hemoglobinuria 05.126
阵发性睡眠性血红蛋白尿–再生障碍性贫血综合征 paroxysmal nocturnal hemoglobinuria-aplastic anemia

syndrome 05.128
阵发性睡眠性血红蛋白尿症 paroxysmal nocturnal hemoglobinuria，PNH 05.127
阵发性睡眠性血红蛋白尿症克隆 paroxysmal nocturnal hemoglobinuria clone 05.019
*整合素αⅡbβ3 integrin αⅡbβ3 02.098
整条染色体涂染 whole chromosome painting 04.236
正常细胞性贫血 normocytic anemia 05.002
正色素性红细胞 orthochromatic erythrocyte 04.107
*脂肪肉芽肿 Erdheim-Chester disease 08.115
*脂质肉芽肿瘤样增生症 Erdheim-Chester disease 08.115
直接抗球蛋白试验 direct antiglobulin test 04.027
*直接库姆斯试验 direct Coombs test 04.027
植入失败 engraftment failure 10.043
植入综合征 engraftment syndrome 10.040
指突状树突状细胞肉瘤 interdigitating dendritic cell sarcoma 08.111
治疗相关髓系肿瘤 therapy related myeloid neoplasm 07.037
致密颗粒 dense granule 02.102
*致死性中线肉芽肿 lethal midline granuloma 08.085
*痣性黄色内皮细胞瘤 disseminated juvenile xanthogranuloma 08.114
中毒颗粒 toxic granulation 04.127
中毒性高铁血红蛋白血症 toxic methomoglobinemia 05.044
中间型地中海贫血 thalassemia intermedia 05.063
中枢神经系统白血病 central nervous system leukemia，CNSL 07.060
中心母细胞 centroblast 04.194
中性非特异性酯酶染色 neutral nonspecific esterase stain 04.162
中性粒细胞 neutrophil 02.059
中性粒细胞减少症 neutropenia 06.002
中性粒细胞碱性磷酸酶积分 neutrophil alkaline phosphatase score，NAP score 04.166
中性粒细胞碱性磷酸酶染色 neutrophil alkaline phosphatase stain 04.165
中性粒细胞颗粒减少 hypogranular neutrophil 04.128
中性粒细胞颗粒缺失 neutrophil specific granule deficiency 04.129
*中性粒细胞麻痹 lazy leukocyte syndrome 06.031
中性粒细胞增多症 neutrocytosis 06.003
中幼红细胞 polychromatic erythroblast 04.082
中幼粒细胞 myelocyte 04.086
肿瘤坏死因子 tumor necrosis factor，TNF 02.176
肿瘤坏死因子β tumor necrosis factor-β，TNF-β 02.177
肿瘤免疫逃逸 tumor immune escape 10.011
肿瘤溶解综合征 tumor lysis syndrome 07.065
种痘水疱病样淋巴瘤 hydroa vacciniforme-like lymphoma 08.082
种群特异性等位基因频率 population-specific allele frequency 04.323
众数 modal number 04.277
重链病 heavy chain disease 08.030
α重链病 α heavy chain disease 08.031
γ重链病 γ heavy chain disease 08.032
μ重链病 μ heavy chain disease 08.033
重链沉积病 heavy chain deposition disease 08.070
重型5-氨基酮戊酸脱水酶缺乏症 severe ALA dehydratase deficiency 05.183
重型地中海贫血 thalassemia major 05.064
重型再生障碍性贫血Ⅰ型 severe aplastic anemia-Ⅰ 05.015
重型再生障碍性贫血Ⅱ型 severe aplastic anemia-Ⅱ 05.016
*重型再障Ⅰ型 severe aplastic anemia-Ⅰ 05.015
*重型再障Ⅱ型 severe aplastic anemia-Ⅱ 05.016
重症联合免疫缺陷 severe combined immunodeficiency 06.034
周期蛋白 cyclin 04.299
周期蛋白依赖[性]激酶 cyclin-dependent kinase 04.300
周期蛋白依赖[性]激酶抑制因子 cyclin-dependent kinase inhibitor 04.301
周期性血小板减少症 cyclic thrombocytopenia 09.017
周期性中性粒细胞减少症 cyclic neutropenia 06.006
侏儒型巨核细胞 dwarf megakaryocyte 04.182
珠蛋白 globin 02.047
珠蛋白生成障碍 globin synthesis deficiency 05.060
*珠蛋白生成障碍性贫血 thalassemia 05.061
主系 mainline 04.281
主要组织相容性复合体 major histocompatibility complex，MHC 04.304
α贮存池 α storage pool 02.103
δ贮存池 δ storage pool 02.104
贮存池病 storage pool disease 09.024
*α贮存池病 α-granule deficiency 09.025

转化生长因子　transforming growth factor，TGF　02.178
转录因子　transcription factor　04.302
转染　transfection　04.303
转铁蛋白饱和度　transferrin saturation　05.162
转铁蛋白受体　transferrin receptor　02.048
紫癜　purpura　03.014
自然杀伤细胞　natural killer cell　02.085
*自身红细胞致敏综合征　autoerythrocyte sensitization syndrome　09.013
自身免疫性淋巴增殖综合征　autoimmune lymphoproliferative syndrome，ALPS　08.102
*自身免疫性血小板减少性紫癜　autoimmune thrombocytopenic purpura　09.016
自体造血干细胞移植　autologous hematopoietic stem cell transplantation，auto-HSCT　10.019
*HELLP综合征　hemolysis，elevated liver function and low platelet count syndrome，HELLP syndrome　05.132
*POEMS综合征　POEMS syndrome　08.072
总铁结合力　total iron-binding capacity　04.026
组织化学染色　histochemistry staining　04.174
组织细胞肉瘤　histiocytic sarcoma　08.107
*组织细胞髓性网状细胞增生症　histiocytic sarcoma　08.107
*组织细胞增生症X　Langerhans cell histiocytosis　08.108
组织型纤溶酶原激活物　tissue-type plasminogen activator，t-PA　02.150
组织因子　tissue factor　02.119
组织因子途径抑制物　tissue factor pathway inhibitor，TFPI　02.162
祖B细胞　progenitor B cell　02.079

（R-9602.31）

ISBN 978-7-03-071768-9

9 787030 717689 >

定价：98.00 元